肾活检病理手册

Handbook of Renal
Biopsy Pathology
Third Edition

手册

（原书第3版）

［英］ 亚历山大·J.豪伊　　著
Alexander J.Howie

杨聚荣　洪　权　主译

重庆大学出版社

First published in English under the title
Handbook of Renal Biopsy Pathology
by Alexander J Howie, edition: 3
Copyright © The Editor(s) (if applicable) and The Author(s), under exclusive license to
Springer Nature Switzerland AG, 2020*
This edition has been translated and published under licence from
Springer Nature Switzerland AG.
Springer Nature Switzerland AG takes no responsibility and shall not be made liable
for the accuracy of the translation.

版贸核渝字（2021）第 095 号

图书在版编目（CIP）数据

肾活检病理手册：原书第3版 /（英）亚历山大·J.
豪伊（Alexander J. Howie）著；杨聚荣，洪权主译
. --重庆：重庆大学出版社，2021.6
　书名原文：Handbook of Renal Biopsy Pathology（
Third Edition）
　ISBN 978-7-5689-2825-0

Ⅰ.①肾…　Ⅱ.①亚…②杨…③洪…　Ⅲ.①肾—活
体组织检查—病理—手册　Ⅳ.①R692.02-62

中国版本图书馆CIP数据核字（2021）第122232号

肾活检病理手册
（原书第3版）
SHENHUOJIAN BINGLI SHOUCE
［英］亚历山大·J. 豪伊
（Alexander J. Howie）　　　著

杨聚荣　洪　权　主译
策划编辑：鲁　黎
特约编辑：涂　昀
责任编辑：陈　力　　版式设计：鲁　黎
责任校对：夏　宇　　责任印制：张　策
*
重庆大学出版社出版发行
出版人：饶帮华
社址：重庆市沙坪坝区大学城西路21号
邮编：401331
电话：（023）88617190　88617185（中小学）
传真：（023）88617186　88617166
网址：http://www.cqup.com.cn
邮箱：fxk@cqup.com.cn（营销中心）
全国新华书店经销
重庆升光电力印务有限公司印刷
*
开本：720mm×1020mm　1/16　印张：20　字数：306千
2021年6月第1版　2021年6月第1次印刷
ISBN 978-7-5689-2825-0　定价：99.00元

译者名单

主　译　杨聚荣　洪　权

副主译　林利容　张　璐　李新伦

总校对　张海燕

译　者（按姓氏笔画排序）

刘娇娜　中国人民解放军总医院第一医学中心

向　葵　重庆医科大学附属第三医院

陈　幸　厦门大学附属第一医院

李晓梅　上海交通大学附属第六人民医院

李新伦　中国人民解放军空军特色医学中心

杨聚荣　重庆医科大学附属第三医院

张恒远　厦门大学附属第一医院

张海燕　加州大学圣地亚哥分校

张雪光　北京电力医院

张　璐　厦门大学附属第一医院

欧三桃　西南医科大学附属医院

林利容　重庆医科大学附属第三医院

范　瑛　上海交通大学附属第六人民医院

洪　权　中国人民解放军总医院第一医学中心

高　卓　中国人民解放军空军特色医学中心

董哲毅　中国人民解放军总医院第一医学中心

谭　微　重庆医科大学附属第三医院

序

肾活检病理诊断是肾脏疾病诊断必不可缺的手段。有关肾活检病理诊断的书籍在国内很少，适当引入一些国外著作是很有必要的。

英国伦敦大学医学院病理系 Alexander J. Howie 教授编著的 *Handbook of Renal Biopsy Pathology*（《肾活检病理手册》）是一部有实用价值的肾脏病理学工具书。

新版肾活检病理手册汲取了近年来的肾脏病学和病理学的最新知识和学说。

本书按手册的编辑思路与顺序，具有与其他肾活检病理专著不同的特点，特别强调了诊断的思维过程。本书首先阐明病理学医生应该如何解读肾脏疾病，进而叙述了肾活检病理诊断的基本知识，如何正确阅片以及如何分析肾小球、肾小管、肾间质和肾血管的病变，肾活检病理检查与临床密切结合的重要性等。通篇显示了病理诊断的逻辑性和严谨性。无论是初学者还是有经验的医生，均可大大受益。

本书对一些病理名词和术语做出了历史性和科学性解释，以及正确的英文发音，如 Alport 型遗传性肾病、糖尿病肾病中的 Kimmelstiel-Wilson 结节、IgA 肾病与 Berger 病，淀粉样变性肾病中的偏振光的应用原理和注意事项等。这些均未见于其他有关书籍。

由于国度的差别，对疾病的认识和诊断方法有一定的差异，免疫病理学方法是肾活检病理诊断的重要部分，免疫荧光法和免疫组化法各有优缺点，但免疫荧光法更具实用性，本书仅显示了免疫组化法的例证，而且多数为 C9，这一点在我国不宜推广。

本书以临床诊断为主线，配以相应的肾活检病理诊断，须知肾病临床诊断和病理诊断常呈交叉表现，无对等关系，所以，本书某些章节的安排值得商榷，如将狼疮性肾炎、C3 肾小球疾病，甚至感染后肾小球肾炎、内皮下膜增生性肾小球肾炎均列入肾病综合征。

本书由杨聚荣教授领衔的团队翻译。他们均是活跃在我国肾脏病理学前沿的中青年学者，对肾脏病病理学有着浓厚兴趣和扎实的功底。我通读了原著和译本，全书译文准确，语言流畅，通俗易懂，对我国肾脏病理研究领域的人才辈出感到振奋，相信本译本的出版对提高我国肾脏疾病临床病理研究水平将起到积极的推动作用。

北京大学病理学系暨肾脏疾病研究所 教授

郭万忠

2020 年 12 月于北京

目标和鸣谢

我的目标自始至终都是要为肾活检标本写一本简要、清晰、实用而有趣的指南。这一指南的具体内容是阐明如何对肾脏病理标本进行诊断，以及从标本中获取对临床具有重要意义和帮助的信息。本书是为病理学家和观察标本的实习病理医师、肾脏病学家和移植外科医生，采集标本的受训者、采集和观察标本的医学生、透析移植护士和药剂师，以及所有可能接触肾脏疾病患者的人而设计的。

本书将各种肾脏疾病融汇在一起，而不是针对独立的疾病进行描述，这与大多数其他关于肾活检病理的书籍有很大的不同。在临床实践中，这些疾病的病理诊断在活检之前是未知的。本书介绍了如何从简要信息、活检临床指征着手，继而对从标本中观察到的病理变化进行解释，从而做出诊断。

有些实用小贴士，如可能的鉴别诊断、专业名词、单词起源、名称发音的由来，以及患有某种肾脏疾病的名人等，这些信息的获取都来自公开发表的信息，而不是个人的知识或杜撰。

本书已对文本、图和图例进行了修订，包括自上一版以来逐渐被大家熟知的疾病（例如 C3 肾小球病和 IgG4 相关疾病）。删除了一些陈旧的信息和术语，采用了当前首选的术语，例如用急性肾损伤代替急性肾功能衰竭，肉芽肿性多血管炎替代韦格纳肉芽肿。增加了最新的分类标准并讨论其在实践中的应用。

增加了再版期间新提出的发病机制，并更新参考资料以供参阅。

再次感谢我在前几版中提到的肾脏病学家、肾移植外科医生、病理学家和相关人士，他们为这本书提供了大部分的资料，并多年来始终给予我帮助和建议。对于当前版本，我想再次感谢我在伯明翰儿童医院的同事：A. A. Gupta 医生，S. A. Hulton 医生，L. Kerecuk 医生，A. D. Lalayannis 医生，D. V. Milford 医生，M. R. A. Muorah 医生，C. M. O'Brien 医生和 S. E. Stephens 医生。

我成为一名真正的肾脏病理学家的机缘以及撰写本书的灵感来自 D. B. Brewer 教授（1919—2016）。他的著作《肾活检》（1964 年版和 1973 年版，出版商均为英国伦敦 Endward Arnold）应被视为肾脏病理学发展中最重要的里程碑之一。

我非常感谢斯普林格出版社，尤其是临床医学副主编 Wyndham Hacket Pain，鼓励我准备此新版本。

亚历山大·J. 豪伊

英国伯明翰，2020 年 1 月

目　录

9 肾活检适应证：血尿 / 225

前 言

1.1 本书的宗旨

本书旨在成为解读肾活检标本的实用指南。有以下两点说明。

首先，本书的文字内容比大多数其他肾脏病理的书籍要少得多，主要是关于发病机制的最基本要点，与解读没有直接关系的事项很少。没有提到无需行肾活检的疾病，如许多涉及肾脏发育和泌尿系统的疾病。罕见疾病通常只是简要的提及。如果需要，请读者自行查阅更多和更全面的文献。

其次，本书与常见的病理学标准书籍采用了不同的编写方法。后者将每种疾病分别视为已识别、已知、已定义的实体。如果病理学家知道特定标本中的疾病名称，并希望确认诊断或了解更多有关疾病的信息，则非常有用，但如果病理学家对诊断不了解，则用处不大。大多数病理学家都有通过对疾病的众多描述进行搜索的经历，并尝试找到最适合标本中病变的诊断名称。本书可被视为标准文本的指南，做出诊断后，又可作为进一步信息的参考。

本书通过两个原则来帮助病理学家：大多数都是常见的肾脏疾病；不同的患者表现为不同疾病的临床特征。本书着眼于临床中常见的肾脏疾病，根据临床表现而非疾病名称进行排序编写。尽管有数百种疾病可能累及肾脏，但常见疾病的种类是有限的，且具有典型的临床特征。本书部分内容有交叉重叠，因此即使临床表现不常见，或临床信息有误导性，疾病医生也应该可以做出诊断。

病理学家对活检结果的判读很大程度上依赖申请单上提供的临床信息，这点需着重强调，并且非常重要。肾病综合征患者活检标本显示肾脏无明显病变，也应根据镜下血尿或者肾病综合征，做不同诊断。当申请单上所提供的临床信息完整且准确时，病理学家可以为肾脏科医生和肾移植外科医生提供最大的帮助。

1.2 从病理学家的角度介绍肾脏疾病

肾脏对许多医学院学生和初级医生来说是神秘而令人生畏的。这个器官通常无法感觉或看到，解剖和生理学也似乎更难更复杂，肾脏疾病的临床特征是间接的，不易被觉察，并且这些临床特征似乎成了肾脏病理学家使用的神秘语言。在医学院学生的核心课程中并不要求掌握肾小球疾病的病理分类，说明肾脏诊断不必复杂化。本书尽可能忽略疾病分类，侧重于临床特征和病理表现之间的相关性。

肾脏对生命至关重要，尽管不像心脏、肺或脑那样重要，那些器官的结构或功能的紊乱可能在数秒或数分钟内导致死亡，如心律失常、窒息或脑出血。摘除两个正常肾脏也将导致死亡，但也不是即刻的，而是在几天内，原因是水钠潴留将导致肺水肿和影响气体交换，以及电解质紊乱，特别是钾离子和氢离子异常导致的心律失常。

由此可见，肾脏的主要功能是调节体液量和电解质。

血液在肾小球被滤过。滤液在肾小管中通过适当的溶质重吸收和分泌而改变。可以通过各种生化检测评价肾脏在此功能（称为肾脏排泄功能，简称为肾功能）上的有效性。这些检测是肾小球滤过率的直接或间接测量方法，肾小球滤过率是单位时间内经肾小球滤过的液体量。如果滤过率降低，则表示肾功能不全或肾衰竭，如果短时间内突然下降，则为急性肾损伤，这个临床术语其实错误地暗示了肾脏受到器质性损伤。

如果出现肾衰竭，可以用血液透析中的人工半透膜或腹膜透析中的腹膜部分替代丧失的功能，这些方式都足以维持生命。肾脏移植是恢复肾脏功能和其他功能的最好方法。肾脏的一部分正常功能是过滤血液，但要防止漏出血浆蛋白，特别是白蛋白，它是血浆中含量最高的蛋白，以及血细胞，特别是血细胞里数量最多的红细胞。肾脏疾病，尤其是肾小球疾病，会导致尿液中出现蛋白质或红细胞，这被称为蛋白尿或血尿。这些情况可能同时或单独发生，可能是由肾脏外部疾病（例如泌尿系其他部位病变）引起的，即使是由肾脏疾病引起的，也可能与肾排泄功能受损无关。

在最简单的层面上，病理学家认为肾活检标本可以解释至少一项异常表现，如肾脏排泄功能受损、蛋白尿和血尿。同种异体移植肾活检通常是因为移植肾不能正常工作，意味着肾脏排泄功能受损。在没有肾脏排泄功能受损、蛋白尿或血尿的情况下，即使出现肾脏的其他功能异常，如调节血压和分泌激素（促红细胞生成素）异常，也很少进行肾活检来研究这些功能紊乱的原因。

1.3 肾活检的意义

肾活检有时被认为是一项危险和不必要的操作，对临床治疗毫无帮助。本书的目的是强调病理学家可以通过肾活检样本提供实用的信息，其中两条特别重要。

（1）诊断。肾脏疾病本身决定了临床病程，是指导进一步研究、治疗和管理最重要的因素。对于某些疾病，诊断包括评估肾脏病变的严重程度和活动程度。

（2）肾脏慢性损伤的程度。可有力提示肾脏存活的时间长短。

1.4　小结

本书旨在帮助病理学家对肾活检标本做出对临床有用的诊断，并帮助其他相关人员理解病理学家对这些标本出具的病理报告。

临床上，肾功能一词是指肾脏排泄功能。肾脏异常可能导致肾脏排泄功能受损，血液或蛋白质漏入尿液中。

决定临床结果的两个主要因素是肾脏疾病本身和诊断时肾脏的慢性损害程度。

参考阅读

ADU D，TSE W Y，HOWIE A J. Clinical investigation. In：Shena FP，editor-in-chief，Clinical medicine series：Nephrology［M］. London：McGraw-Hill，2001：17-32.

LOTE C J. Principles of renal physiology［M］. 5th ed. New York：Springer，2012.

肾活检标本的一般规则 2

2.1　规则概述

肾活检标本是病理学家在没有临床信息的情况下就无法准确判读的最好例子。

从受检者的年龄、性别、活检原因和其他临床特征的信息来看，病理学家在显微镜下观察任何切片之前，都应该对这些基本信息的概况有一个了解。

这基于之前提到的两个原则。

（1）大多数都是常见的肾脏疾病。

（2）疾病以特有的方式呈现。

严格地说，第二条原则的表述应该是不同的患者表现为不同疾病的临床特征，因为疾病不是独立存在的，但在医学上，通常认为疾病是独立的个体。为了简单起见，将遵循本原则。

2.2　常见肾脏疾病及特征性表现

肾活检工作将采用这些原则来判读肾活检标本。

在实际工作中，它们比标准教科书方法更有帮助，标准教科书方法是描述疾病而不是建议病理学家如何在观察标本之前给一些未知的镜下表现命名。疾病谱通常对每一种疾病的重要性都会同等强调，不管它们是罕见的还是常见的，这在实践中用处不大。

2.3　关于一般规则需要牢记的要点

人类对于疾病的认识是不断发展的。本书的内容终将过时，新的疾病会不断出现。

疾病的流行程度因地域、年龄和性别的不同而不同。

肾脏可能存在多种疾病。在儿童中，通常只有一种，而在成人中，往往不止一种，就像许多人同时患有与年龄、高血压以及其他原因相关的缺血性损伤。

确实存在一些罕见疾病，但对于标本中的异常发现，病理学家在考虑罕见疾病之前应首先考虑常见疾病的特殊形式，或者是常见疾病的组合。

肾活检标本仅仅是肾脏组织中极小的一部分，并不能代表它的全部。一份肾活检标本的质量不足 100 mg，而一个普通成年人的肾脏质量约为 150 g，因此一份活检标本的质量远低于肾脏质量的千分之一。一份肾活检标本约含 20 个肾小球，而一个正常的肾脏中有几十万个肾小球。即使如此，肾活检在大多数情况下都是有帮助的，事实上很多情况下只需要一个肾小球就可以做出诊断。

2.4 申请单对病理学家的重要性

病理学家的诊断有赖于申请单上填写的信息，但该信息可能是错误、不完整，或者是具有误导性的，特别是由经验不足的医师或标本采集者（例如放射科医生）填写的信息。理想情况下，病理学家应该与了解病情的医师讨论每例肾活检患者的临床特征，但这并不是总能实现的。

2.5 肾活检的适应证

肾活检的适应证即行肾活检的原因，包括以下几方面。

（1）蛋白尿：可能是偶然或详细检查时发现的无症状蛋白尿，也可能是伴随水肿症状出现的蛋白尿，或者是肾病综合征的临床特征之一。

（2）血尿。

（3）急性肾损伤和慢性肾衰竭也是适应证之一。

（4）大多数移植肾的活检是为了研究移植肾排泄功能的急性或慢性损伤。

以上临床特征经常合并出现，术语肾炎综合征和急性肾炎有时适用于患有水肿、血尿、蛋白尿、高血压和急性肾损伤的急性疾病。由于肾炎综合征的特征可能是不完整的或不典型的，可能以其中某个特征为主，而且这个术语有时使用得并不准确，因此没有单独的章节介绍，而是在肾病综合征、急性肾损伤和血尿的章节中有涉及。

对于进行过肾活检的患者，可以行重复肾活检以评估疾病的进展，判断治疗效果或是否出现了其他疾病。重复肾活检标本的处理方法与初始标本相同，其优点是有既往资料可供比较。

为了简化对肾活检标本的判读，应考虑对各种可能出现的临床特征进行组合。如果有肾病综合征，无论有无其他特征，则肾病综合征被认为是主要的指征。如果存在急性肾损伤，则除了肾病综合征以外，无论其特征如何，都将急性肾损伤视为主要指征。如果存在慢性肾衰竭，而没有肾病综合征或急性肾损伤，不论是否有蛋白尿或血尿，慢性肾衰竭则被视为主要指征。如果有血尿伴或不伴蛋白尿，但肾功能正常，则以血尿为主要指征。最后一个指征是无症状蛋白尿。

总而言之，活检的指征是按以下顺序考虑的，适用于活检样本的第一个指征被认为是主要指征：

（1）肾病综合征。

（2）急性肾损伤。

（3）慢性肾功能衰竭。

（4）血尿。

（5）无症状蛋白尿。

这项工作所遵循的方案不是一成不变的，因为即使申请单上出现误导性的信息也要进行诊断。例如血尿和蛋白尿的患者，申请单上没有注明其慢性肾衰竭的信息；或是临床上判断是急性病程，但实际上是慢性肾功能衰竭的患者，或者病理学家都不清楚哪个是主要指征。

以上指征即肾活检的适应证。肾脏内部或周围肿物的活检属于肾活检的外科范畴，在本书中没有做详细说明。

还有其他的一些临床特征本身并不是肾活检的适应证，尽管它们可能具有作为适应证的特点，包括高血压、腰痛或其他腹痛以及贫血。可疑或明确的尿路感染通常被认为是活检的禁忌证。

病理学家可能会遇到由于特殊或偶然的原因而采集的肾活检标本。肾脏可以在其他组织结构的活检中看到，特别是肝脏和肾脏区域的肿块。这类标本也应该像计划性肾活检一样被评估，因为可能会发现异常（图2.1）。偶尔会在没有常见的适应证情况下，通过活检来研究肾脏亚临床疾病的可能性，例如血管炎、家族性肾病，或肾脏被视为可能的移植物，或存在已知或可疑的代谢或肾小管疾病，特别是在儿童中。在因血管或输尿管问题对移植肾进行外科探查的过程中，肾活检可能由外科医生来完成。

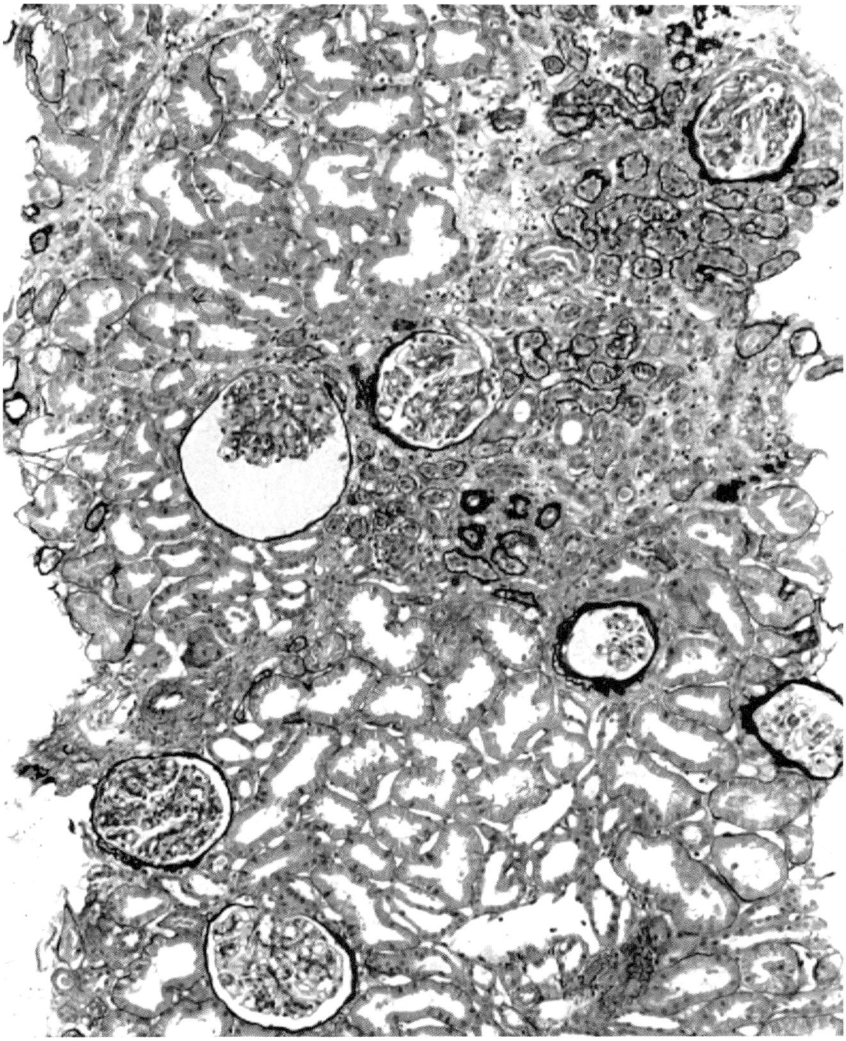

图 2.1 45 岁女性患者，行同种异体移植肝活检。这不是肝脏的标本，而是肾皮质的标本。可见慢性肾损害，特别是肾小管萎缩。一个可能的原因是钙调神经磷酸酶抑制剂（免疫抑制剂）的影响。IgA 肾病是另一个常见的行肝活检也取肾组织的例子。"肾"的单词 renal 和古英语中的 reins 来自拉丁语，Nephro- 来自希腊语肾。kidney 这个单词起源不明。"活检" biopsy 来自希腊语，意思是生命、视觉或景象。在拉丁语中，"皮质" cortex 是指树皮。"肾小管" tubule 是从拉丁语衍生出来的，意思是小管子。

不同的肾科医生和肾移植外科医生对活检指征的认识不同。有些医生可能不会对单纯性血尿，或无症状蛋白尿，或慢性肾衰竭的患者进行活检。并不是所有肾病综合征的儿童都需要肾活检，在某些医院，成年人也是如此。在一些移植中心，无论肾功能如何，都要求在规定的时间进行同种异体移植肾活检。不同的肾活检诊疗习惯可能会有不同的发现，但不同中心的结果是可以互为参考的。在某些发展中国家或低收入国家，病理类型的分布可能有明显不同。

除同种异体肾移植，肾活检的适应证在不同年龄和世界不同地区是不同的。在一些国家的成年人中，慢性肾衰竭、急性肾损伤和肾病综合征各占样本的1/3左右，按常见程度的降序排列，血尿的比例较少，无症状蛋白尿的比例甚至更少。在一些国家的儿童中，近一半肾活检指征为血尿，其余的指征依次为肾病综合征、急性肾损伤、无症状蛋白尿和慢性肾衰竭。在某些地域，肾活检几乎唯一的指征就是肾病综合征。

对病理学家来说，理想的标本应具有明确的病理特征，以对其进行明确诊断。除同种异体肾移植，病理学家认为最明确的适应证是肾病综合征和急性肾损伤，因为几乎所有标本都能进行充分的诊断。其次是血尿和慢性肾衰竭。而蛋白尿是最不利于病理学家进行明确诊断的指征。

2.6　肾活检的并发症

活检最常见的严重并发症是肉眼血尿。据报道在大多数活检术后，血尿的发生率不到10%。还可能出现肾周和腹膜后大出血，但活检后发生率仅为1%。任何一种形式的出血都可能需要输血，或者通过介入治疗进行肾动脉栓塞，甚至在无法控制出血的极端情况下需行肾切除术。一个令人费解的现象是，病理学家难以预测肾活检后临床上何时会出现明显的出血。无明显出血的患者标本中有时能看到大血管，而有出血的患者标本中可能看不到大血管。其他并发症还包括动静脉瘘和误穿入腹腔器官。

2.7 小结

两个通用原则是：大多数都是常见的表现，疾病以特有的方式呈现。

肾活检的主要适应证是肾病综合征、急性肾损伤、慢性肾衰竭、血尿和无症状蛋白尿。它们会以各种组合形式出现。

移植肾活检通常是为了研究急性或慢性移植肾衰竭。

肾活检标本的处理技术 **3**

3.1　肾活检标本的类型

肾活检标本有两种类型。一种是经皮肾穿刺活检标本。经颈静脉获取的是类似的标本，但采用肾内入路，通过颈静脉插管进入肾静脉。另一种类型的标本是在手术时通过切口直接从肾脏取出，通常称为楔形活检标本。

3.2　标本的固定和处理

不同的实验室有不同的固定方法。最简单的是采用生理盐水配制的固定液，由 40% 甲醛和 0.9% 氯化钠以 1 ∶ 9 的比例混合而成，即 10% 福尔马林，这是原始甲醛溶液的稀释量，有时又称 4% 福尔马林，因为这才是真正的甲醛浓度。

与其他固定方法相比，生理盐水配制的固定液具有多个优点。

（1）所有常规的组织学染色方法在固定后都能正常进行。

（2）很多免疫组织化学方法也适用。

（3）如果需要，在进一步处理之前，可以将一部分标本转移到另一种用于电子显微镜检查的固定剂中，这对电子显微镜图像的质量影响很小。

在某些中心，肾活检标本取出后立即用低倍双目显微镜或其他放大镜检查，以识别肾小球，肾小球是一个个的红点（图 3.1）。切下约 1 mm 长的含有肾小球的小组织块，并将其放入戊二醛的缓冲液中用于电子显微镜检查。另一块被冷冻用于非固定切片的免疫组织化学研究。其余的标本被放置在福尔马林固定液中用于传统光学显微镜检查。在本书中，传统光镜一词是指使用常规的病理染色方法，而不是免疫组织化学方法。

以上采集程序意味着，只要有活检就必须有经验丰富的实验室工作人员在场，否则就有诊断延误和效率低下的风险，或者存在因缺乏经验的医务人员分割样本而出错的风险。这样做的好处是，经验丰富的工作人员通常可以判断出该标本中是否含有肾小球，是否满足病理学家进行研究。另一种方法是由活检操作者将标本放入生理盐水中，并尽快将其带到实验室，同时附申请单，申请单上有足够的信息以便病理学家了解如何处理标本。

肾活检标本中的发现可能会影响临床紧急情况的处理。虽然冰冻切片可以快速制备，但对于进一步研究，这些切片的质量通常并不令人满意。因此实验室应在收到标本后的几个小时内制备好石蜡包埋的切片。有些病理科可以随时提供紧急服务。

最常见的紧急情况是怀疑肾移植排斥反应和急性肾损伤。怀疑肾脏以外的器官被误穿也属于紧急情况。肾病综合征，鉴于其可能的并发症和相关的紧急处理，也可以被认为是一种紧急情况。出于这些原因，采集的标本应尽快处理。而多数其他标本不需要紧急处理，但如果能够较快地获得切片，则病理学家应尽快阅片。

准备用于传统光镜切片的标本应由实验室以其常规的方法进行处理，并进行石蜡包埋。一个重要的技术要点是，在处理标本的过程中不应在标本盒中使用海绵填料，因为这会使组织变形，并在切片中留下明显的孔洞（图 3.2）。

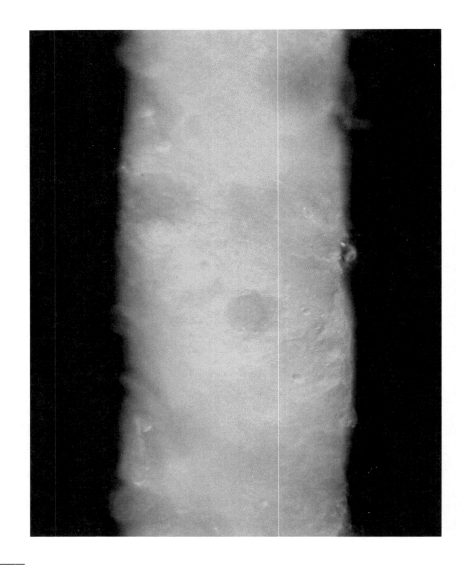

图3.1　肾穿刺活检标本，在显微镜低倍镜下观察。肾小球是深色的圆形结构。切成含有几个肾小球的小组织块，可以冷冻进行免疫荧光检查，或者放入用于电子显微镜检查的固定液中。在拉丁语中，肾小球是指一团小线球，这个名字最初在显微镜下用来描述现在被称为肾小球毛细血管簇的结构。肾小球及其周围的结构，鲍曼囊，最初被称为马尔皮基氏小体（Malpighian corpuscle），其中"小体"corpuscle 一词来自拉丁语单词 a little body。现在用肾小球替代了马尔皮基氏小体。William Bowman（1816—1892）在英国伯明翰学习医学，后来在伦敦成为一名眼科医生。他关于肾脏微观结构的论文发表于 1842 年，题为《通过观察肾脏马尔皮基氏体的微循环明确其结构和功能》（*On the structure and use of the Malpighian bodies of the kidney*，*with observations on the circulation through that gland*）。Marcello Malpighi（1628—1694）是意大利内科医生和解剖学家，他在 1666 年描述了"小体"。

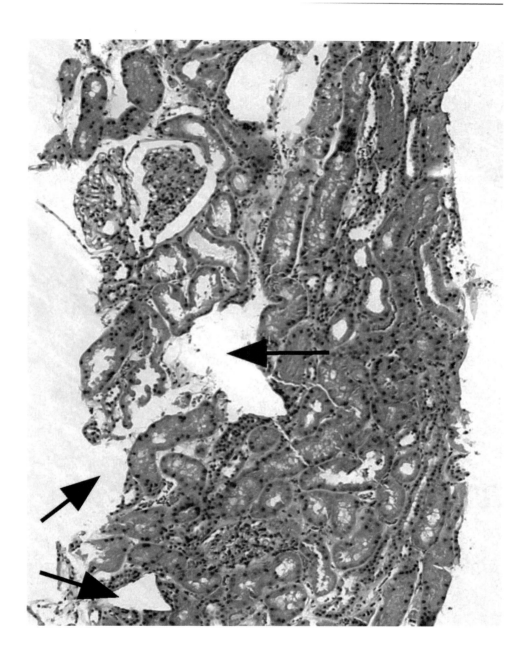

图 3.2　肾活检标本放置于装有海绵的标本盒中。切片边缘的凹痕和切片内的空洞是人为因素导致的变形，这两种变形都用箭头标出。

3.3　电子显微镜标本的处理

如果一块标本在取出时还没有固定，则可以从保存在生理盐水中的标本中取出一块，用于电子显微镜检查。最好先用低倍双目显微镜检查，并将一小块皮质转移到戊二醛溶液中。如果电子显微镜检查是诊断所必需的，即使所有的样本都包埋在石蜡中，也可以从石蜡包埋组织中取出一块，并以适当的方式重新处理。这种图像虽然不理想，但仍然可以进行诊断。

有些实验室对每一个样本都做电子显微镜检查，有些实验室是有选择性的，有些实验室则没有条件开展电子显微镜检查。

多数标本即使没有电子显微镜检查，也可以通过传统的光镜或者结合免疫组织化学检查得出诊断。对大多数肾活检标本最重要的病理技术是制备和寻找更合适的光镜切片，必要时进行免疫组织化学检查。

在以下情况下，电子显微镜最有可能有助于诊断。

（1）出现血尿，尤其是镜下血尿，伴或不伴蛋白尿，而肾功能正常。

（2）有肾脏疾病家族史。

（3）无症状蛋白尿，而肾功能正常。

在以下这些情况下，电镜检查可能是有帮助的，但对诊断通常不是必不可少的。

（1）肾病综合征。

（2）急性肾损伤。

（3）慢性肾衰竭。

（4）糖尿病合并肾脏疾病。

（5）系统性红斑狼疮导致的肾脏疾病。

（6）怀疑肾移植排斥反应。

（7）诊断后重复肾活检。

对于儿童，最保险的方法是每份肾组织都保存一份电镜标本，以便进行检查。在成人中，电镜检查通常不是必需的，多数通过光镜即可诊断。成人临床病史的特征提示可能存在某些肾脏异常，例如有糖尿病和血尿的患者，但肾功能正常，此时电镜检查可能会有帮助。最好的办法是提前保留电镜标本，如果有任何疑问，病理学家都可以随时通过电镜检查进行诊断。

3.4　标本切片

以下是对肾活检标本切片的 3 点建议。

（1）穿刺活检标本应尽可能被笔直地包埋，并对齐，使标本横跨载玻片，而不是沿着玻片的长径排列。这意味着标本的长轴与玻片的长轴成直角（图 3.3）。这样做的原因是可以在一个载玻片上排列更多的切片，这种排列使得病理学家可以很容易地从一个切面到另一个切面连续追踪肾小球的结构变化。

（2）应使用连续切片，并将其放置在连续编号的玻片上。一张玻片一般也只能放置 4~8 张连续切片（图 3.3）。如果遵循前文两个原则，病理学家可以更有效地研究肾小球和其他结构。连续切片可以观察到三维结构，而单个切片只能看到二维结构。

（3）组织从取出就应该开始保存和固定。肾活检的多余组织不应丢弃，如果有必要，可以再做切片，但被丢弃的组织将无法找回利用。

3.5　标本的染色

大多数染色方法应在病理实验室常规使用。肾活检标本通过苏木精 - 伊红（hematoxylin and eosin，HE）染色或过碘酸希夫氏染色（periodic acid Schiff，PAS）显示常规结构，通过碘酸 - 银 - 乌洛托品染色（periodic acid-methenamine silver，PAMS）显示基底膜，还有结缔组织染色，如含苏木精的

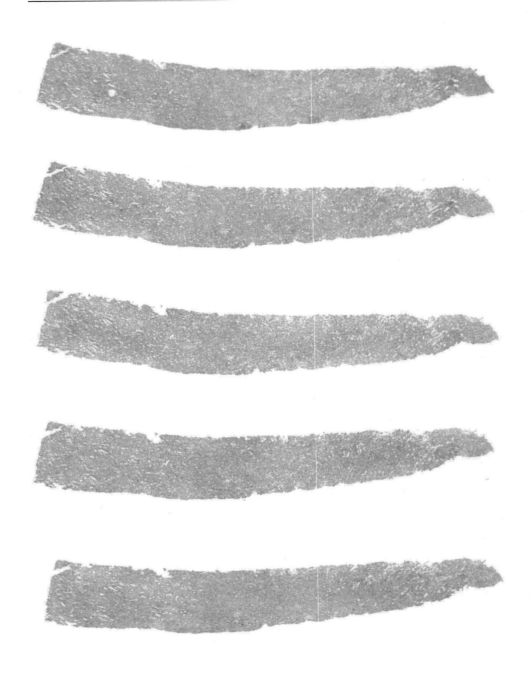

图 3.3　肾脏活检标本的连续切片，须横跨载玻片放置而不是沿其长径排列。

Van Gieson 染色或三色法。由于成人肾脏活检标本中有时会意外发现淀粉样蛋白，淀粉样蛋白可以通过特定的染色方法显示，如果不使用这些方法，则可能会漏检，因此可以对成人的每个标本都进行刚果红染色。刚果红染色还有其他用处，它可以染色嗜酸性粒细胞，同时它的复染可以显示钙化。一些病理学家在常规切片上发现了其他有用的染色，比如 MSB 染色法（Martius scarlet blue）。在适当情况下，还可以使用其他几种染色，如针对细菌的革兰氏染色，针对铁沉积物的波尔士普鲁士蓝染色，以及针对钙，确切地说是针对不溶性磷酸盐、碳酸盐，以及常见钙盐的 Von Kossa 染色法。

使用哪种染色和制备多少切片取决于病理学家的个人偏好。与病理学家给出与标本中疾病最密切相关的诊断和提供其他具有临床意义的信息的能力相比，这些问题可能并不那么重要。

一组玻片的制作和染色方法如下：

在 10 个连续编号的载玻片上，每张放置 6~8 个连续切片，大多数切片的厚度约为 3 μm，而在编号为 7 和 8 的载玻片上的切片厚度为 2 μm。立即将编号为 2 和 10 的玻片进行 HE 染色。4 号进行含苏木精的 Van Gieson 染色，6 号用刚果红染色，7 号和 8 号薄切片的玻片用 PAS 染色。编号为 1、3、5 和 9 的玻片可以在必要时以其他方式染色，或者可以对已经染色的行进一步研究。所有备用的玻片应与已染色的玻片一起存档备用。如有必要，可从石蜡块上切下更多的切片。

3.6　标本的免疫组织化学检测

许多肾活检标本是通过免疫组织化学来检测分布和类型，特别是免疫球蛋白和补体成分，这是因为许多肾脏疾病都是免疫系统紊乱的并发症。免疫组化检测的染色是指用免疫球蛋白作为抗体的检测方法，而不是指检测到的物质，这些物质并不都是免疫蛋白。

　　不同的实验室有不同的方法。大多数是在冰冻切片上使用免疫荧光技术，并对抗原进行常规染色，如免疫球蛋白 G、A 和 M、κ 和 λ 轻链、纤维蛋白原 / 纤维蛋白和补体成分，尤其是 C1q 和 C3。通常这些抗原的抗体直接与异硫氰酸荧光素偶联。

　　有些实验室在石蜡切片上使用免疫酶标技术，这种免疫酶标技术有多种检测抗原的方法，但主要是最后一步，包括使用过氧化物酶或碱性磷酸酶标记的试剂。可以从标本中常规制备出一组额外的切片，包括必要时从同种异体移植肾的标本中留出。这些切片应放置在适合免疫组织化学检查的防脱载玻片上，涂有白蛋白或多聚 -L- 赖氨酸等试剂，以帮助黏附切片。切片的数量取决于实验室通常使用的抗体。一种做法是制作 4 张额外的玻片，每个玻片至少有一个切片。用免疫过氧化物酶法对免疫球蛋白 G、A 和 M 和补体成分 C9 进行染色。其他切片可以使用其他物质的抗体进行染色，如 κ 和 λ 轻链和淀粉样蛋白 A。

　　冰冻切片的免疫荧光方法在技术上更容易，而且这种技术应用年代更久远。石蜡切片的免疫过氧化物酶方法有一个缺点，即切片在免疫染色前必须用蛋白水解酶或其他方式处理，如在微波炉中处理，以去除固定在血管中的血浆并暴露所需要的抗原。血浆中含有的免疫蛋白会使免疫沉积的染色模糊，蛋白质可以被水解处理，因此免疫染色的质量可以等同于冰冻切片上的免疫荧光方法。在用蛋白水解酶处理后，免疫荧光方法也可应用于固定后的组织。

　　石蜡切片的免疫过氧化物酶方法优于冰冻切片的免疫荧光方法。在固定处理的石蜡切片上，大多数优点也超过免疫荧光法。

　　免疫过氧化物酶法的优点如下：

　　染色的切片是永久性的，而荧光会淬灭，必须通过拍照记录下来。免疫过氧化物酶切片用普通光学显微镜而不是荧光显微镜检查，其大小与常规方法染色的切片大小相同，并且可以进行复染，以便能够准确地识别免疫染色部位。与免疫荧光切片不同，免疫荧光切片的背景是黑的。免疫过氧化物酶法通常比免疫荧光法更经济，因为直接标记的抗体比间接法检测的抗体浓度要高。由于技术上的原因，有时免疫荧光切片是由光镜读片的病理学家以外的人审阅和报告的。免疫过氧化物酶切片的材料不需要特殊的处理即可收集和储存。该技术可回顾性应用于保存在石蜡中多年的肾活检标本。

本书中几乎所有免疫组织化学研究的插图都是用免疫过氧化物酶方法染色的切片，但免疫荧光方法的结果也具有可比性。

3.7 小结

固定、处理、切片和染色流程的设计，应旨在为病理学家运用光镜研究肾活检标本提供最便捷的途径。

免疫组织化学研究既可以通过免疫荧光技术（通常在冰冻切片上）进行，也可以通过免疫酶标技术在石蜡切片上进行。

电子显微镜在一些肾活检标本的研究中是有用的。

参考阅读

GREGORY J，HOWIE A J. Protease digestion of renal biopsy specimens for immunohistological study ［J］. Journal of Cellular Pathology，1996，1：166-9. This and the next reference give practical details of immunoperoxidase methods.

HOWIE A J，GREGORY J，THOMPSON R A，et al. Technical improvements in the immunoperoxidase study of renal biopsy specimens ［J］. J Clin Pathol，1990（43）：257-259.

JENNETTE J C，OLSON J L，SILVA F G，et al. Heptinstall's pathology of the kidney ［M］. 7th ed. Philadelphia：Wolters Kluwer，2015.

SHI S，ZHANG P，CHENG Q，et al. Immunohistochemistry of deparaffinised sections using antigen retrieval with microwave combined pressure cooking versus immunofluorescence in the assessment of human renal biopsies [J] . J Clin Pathol，2013（66）：374-380.

如何观察肾活检标本：
初始观察

4

4.1 初始切片的即刻观察

无论肾活检的指征是什么，当 HE 染色的切片制备好后，病理医师应即刻观察，不需等待其他染色的切片。原因如下：

（1）标本中可能没有肾小球。经皮肾活检的技术难度高于皮肤、肝脏或通过内镜可见的器官活检。在肾活检病理切片中常能看到血液、结缔组织（包括脂肪）、纤维组织、神经、骨骼肌和血管。如果穿刺侧的肾脏之前做过活检，则很容易出现含铁血黄素的沉积，普鲁士蓝染色可证实，但这并不是重要的病理表现。

要观察切片中所有的组织，无论其中是否包含肾组织。有时甚至能在肾外组织中发现显著的异常，如肌炎（图 4.1）、肉芽肿、淋巴瘤（图 4.2）或脓液，尤其是在移植肾周围（图 4.3）。

（2）标本中可能有其他腹部脏器组织。最常见的是肠管的肌层，而非带有黏膜的全层的肠结构，小肠比大肠更常见（图 4.4），脾脏和肝脏少见，肾上腺、胰腺和淋巴结更少见。皮肤几乎看不到，因为肾活检时会在皮肤上做一

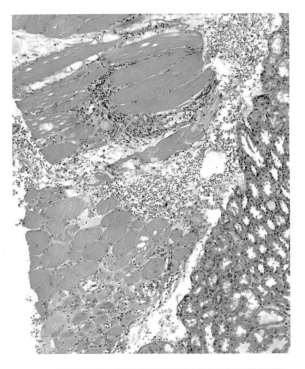

图 4.1　34 岁女性患者，肾病综合征、系统性疾病，肾活检标本中可见骨骼肌，诊断为活动性肌炎。图 4.1—图 4.5 表明，应检查标本中的所有组织。

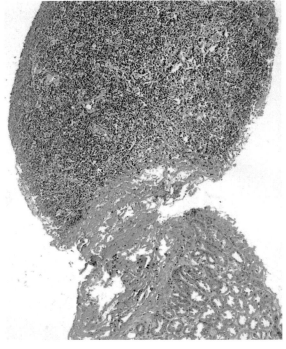

图 4.2　56 岁男性患者，肾病综合征、IgM 副蛋白血症，肾活检标本中可见肾包膜外有淋巴浆细胞淋巴瘤。患者患有华氏巨球蛋白血症，又称为瓦尔登斯特伦氏巨球蛋白血症，该疾病以瑞典内科医师 Jan Gosta Waldenström（1906—1996）的名字命名，他在 1948 年首次对该病进行了描述。

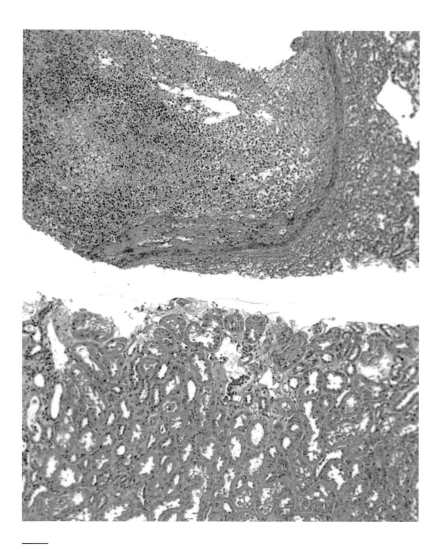

图 4.3　25 岁女性患者，同种异体肾移植 3 个月后的肾穿刺活检标本。可见肾周的出血性脓液，未见明显的排斥反应。

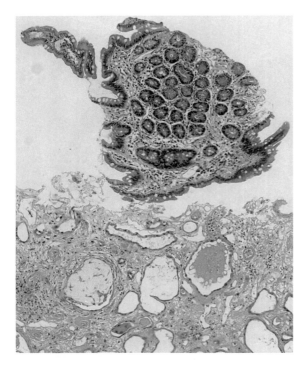

图 4.4 69 岁急性肾衰竭患者的肾活检标本中可见小肠组织。肾脏病理为骨髓瘤肾病，表现为轻链管型肾病的晚期损害。

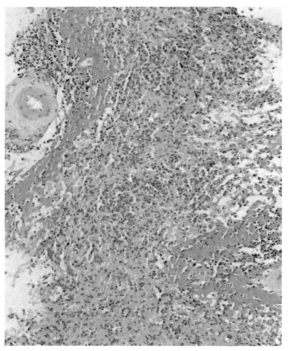

图 4.5 54 岁男性患者，肾病综合征、银屑病关节炎。标本中未见肾组织，可见脾脏组织，刚果红染色阳性，AA 型淀粉样变性。肾病综合征继发于淀粉样变性。淀粉样变性 Amyloid 一词来自拉丁语 amylum（意为"淀粉"）和希腊语 -oid（意为"类似"或"像"），有时人们会误以为它是被 E R Long 誉为病理学史上最伟大的人物 Rudolf Ludwig Kar 发明的众多单词之一。淀粉样变性这个词最早是由两位德国植物学家 J. R. T. Vogel 和 M. J. Schleiden 在 1839 年使用的。他们把它应用在一种植物材料上，这种植物材料具有与淀粉类似的染色特性，即被酸处理后，遇碘会变成蓝色。后来发现这种植物材料实际上是纤维素。1854 年，Virchow 提出，将在脾脏和其他部位的蜡样或脂肪变性称为淀粉样变性。尽管他认为这种病变物质更像纤维素而不是淀粉，但不建议称其为纤维素，而是用淀粉样变性作为折中的命名。

个小切口，以便活检针进入。总之，应检查切片中的所有组织（图 4.5）。

（3）标本中仅有肾髓质或肾盂组织。病理医师偶尔能够通过标本中这些仅有的肾组织做出诊断，例如是否有乳头坏死、淀粉样变性或血管炎（图 4.6）。但即使肾髓质异常，通常也需要有肾皮质才能做出诊断，如积脓或尿酸盐晶体沉积（图 4.7），因为这些情况可能与髓质中不显著的病变同时发生。

（4）标本中可能有肾皮质，但量不多。肾皮质的标志是看到肾小球和肾小管的迂曲部分。病理医师不确定是否可以根据现有的组织做出诊断。需要多少肾皮质来进行诊断并没有固定的要求。即使没有任何其他肾组织，一个肾小球可能也足以诊断出 IgA 肾病，或血管炎性肾小球肾炎，或膜性肾病，或糖尿病肾病，或淀粉样变性（图 4.8）。少量的肾皮质标本可能难以正确评估某些疾病，如疑似同种异体移植排斥反应或疑似血管炎等。

为了判断肾活检标本是否足够用于病理诊断，偶尔也会有关于最少肾小球数量或肾皮质数量的建议，但实际答案往往是"视情况而定"，这取决于临床情况和病理所见。有些标本几乎没有肾小球（图 4.8），或者没有肾皮质（图 4.6），甚至没有肾脏组织（图 4.5），但病理医师也可以给出满意的诊断；而对于另一些有较多肾小球和大量肾皮质的标本，却不能做出满意的诊断。总之，对一个标本应该提供尽可能多的有用信息给病理医师。

（5）病理改变可能会对临床决策产生影响。这种改变可能是预期的也可能是非预期的。在急性肾损伤中，肾活检往往是为了明确有无肾血管炎的可能，这也是肾内科的急症。多数情况下血管炎通过 HE 染色即可初步诊断。同样，对于异体移植肾，活检能够明确有无活动性排斥反应，有助于患者在第一时间得到治疗。以上只是病理医师能在临床急症中发挥重要作用的少数情况之一。病理切片中偶尔也可以看到有直接意义的意外发现，例如肿瘤（图 4.9）。

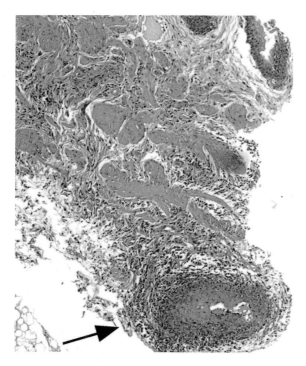

图 4.6　53 岁男性患者，临床表现为血尿、蛋白尿、上呼吸道症状、ANCA 滴度升高。标本中只有肾盂，但可见急性动脉炎（黑色箭头所指）。

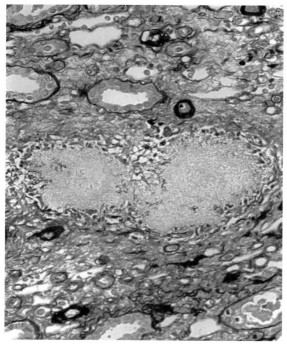

图 4.7　50 岁男性患者，肾活检为髓质标本，仅有的肾皮质标本提示 IgA 肾病的晚期改变。可见一无定形团块被炎细胞包绕，表现为尿酸盐沉积，尿酸晶体在制片的过程中溶解脱失。

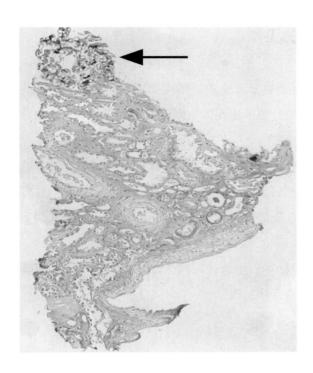

图 4.8　67 岁男性患者，蛋白尿、慢性肾衰竭，肾活检标本中仅见一个肾小球（黑色箭头所指），免疫组化显示 IgA 阳性，诊断 IgA 肾病。

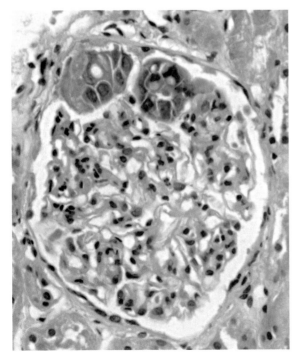

图 4.9　61 岁男性肾移植患者，供体为 45 岁男性，移植肾楔状活组织切片可见肾小球内转移癌。这一发现对临床处理有直接的影响。参考文献：BARNES A D，FOX M. Transplantation of tumour with a kidney graft［J］. British Medical Journal，1976（1）：1442–1444。

4.2　初始切片即刻观察后的工作

（1）如果进一步切片能观察到更多肾皮质，则应要求实验室提供更多的切片。如果发现标本中没有肾组织，要尽快确认，以免在不必要的染色上浪费时间和资源。

（2）如果不能做出诊断，通常是因为标本中没有肾皮质，如果看到肾脏以外的组织，也应立即告知做肾穿刺活检的临床医师，他们可能会进行重复肾活检，如果肠道、脾脏或其他器官受损出现相应的临床问题，可以帮助他们做好临床预案。

（3）对于急诊肾活检获得的标本，应第一时间告知临床医师初步的病理诊断，或可能具有重要临床意义的意外发现。

4.3　小结

病理医师应立即查看 HE 染色的肾活检标本切片，因为这些结果可能具有重要的临床或技术意义。

· 即使没有肾皮质，标本中所有的组织也都应进行检查。

· 病理医师应参考临床信息和病理需求判断标本是否足以做出诊断。

如何观察肾活检标本：初步研究

5

5.1　初步研究入门

当病理医师明确肾活检患者的性别、年龄，以及肾活检指征时，再进行读片。

最重要的因素是肾活检标本中的疾病信息，它应与病理医师的病理描述相对应，最终得出诊断。疾病信息之所以重要，是因为它直接提示临床病程及对治疗的反应。

另一个重要因素是肾小管的病变状态，特别是慢性肾小管损伤的比例。相对于肾脏其他结构的改变，肾脏排泄功能与肾小管的结构改变关系更为密切。

肾小管和间质通常被认为是一个整体，如术语"肾小管间质性疾病"。临床肾脏问题是否单纯源于间质异常，而非相关的肾小管改变，在做诊断时需要慎重考虑。心脏和大脑也有类似的情况，要区分疾病是由心肌细胞和神经元的异常导致，还是由结缔组织的病变导致。在肾脏中，最好将肾小管和间质分别分析。

5.2　肾小管的初步研究

病理医师应在低倍镜下观察所有的肾组织，以确定标本中肾皮质的量和肾小管的形态，从而判断肾脏是否正常。但有时很难判定镜下所见正常与否，所以一般不用"在正常范围内"或"无意义的变化"这种带有正常含义的描述语。"无意义"是指不值得关注，用这个词来形容肾脏似乎不太恰当，但肾脏是一个与众不同的器官，还没有仪器能界定其微细结构的正常范围。

不同的年龄阶段，肾脏病理"正常"的描述也有所不同。因此病理医师在读片前应了解患者的年龄。

正常肾皮质主要由近端小管组成（图5.1）。正常情况下，儿童和年轻人不会出现肾小管萎缩，这种病理改变之所以有意义，是因为肾小管萎缩不可逆。肾小管可能出现异常，但如果不萎缩，就有可能恢复。

5.3　评估肾小管萎缩的程度

肾皮质中有肾小管萎缩的区域往往形状不规则，小管基底膜增厚，间隔增宽，小管之间有纤维组织和淋巴细胞（图2.1、图5.2）。萎缩早期，小管基底膜增厚，管腔略缩小。另一种形式的萎缩表现为肾小管上皮细胞体积缩小，管腔扩张，管型形成，小管之间几乎没有间质组织。这被称为甲状腺化，因为它与甲状腺滤泡有相似之处（图5.3）。管型是管腔中的固体物质，其中可能含有细胞。当萎缩存在很长一段时间时，萎缩的小管消失，健存的小管代偿性扩张（图5.2）。

随着年龄的增长，肾小管在慢性缺血的影响下逐渐萎缩，特别是在肾包膜附近的肾外缘（图5.4）。缺血是指器官血供减少的状态，可为急性或慢性。急性缺血可能不会对肾脏产生永久性影响，但慢性缺血会造成永久性损伤。

儿童或年轻成人的肾小管萎缩提示慢性并有可能进展的疾病，如 IgA 肾病、

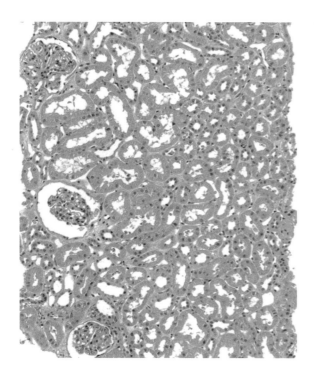

图 5.1　15 岁女性患者，镜下血尿、薄基底膜肾病。肾皮质正常，主要由近端小管组成，只有少量间质组织。

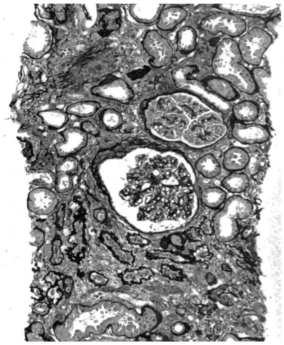

图 5.2　44 岁男性患者，腹膜后纤维化导致肾积水，慢性肾衰竭。肾皮质可见片状小管萎缩，间质增宽。健存的小管扩张，鲍曼囊壁节段增厚。

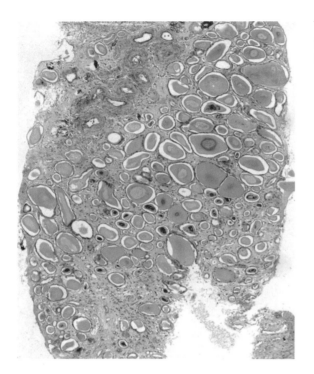

图 5.3　70 岁女性患者，输尿管结核，慢性肾衰竭。很多肾小管出现甲状腺化。

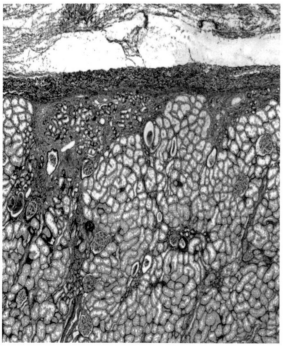

图 5.4　39 岁女性患者，肾切除术标本可见肾包膜下类三角形的萎缩区域，由邻近的嗜酸细胞瘤挤压导致。

Alport 型遗传性肾病。老年人肾小管萎缩可能不是肾小球疾病的表象，病理医师要判断肾小管萎缩是否与患者年龄相符合。据报道排泄功能正常的人，肾活检样本中也可能出现大量的肾小管萎缩，因为肾功能的实验室检查可能具有局限性而且不够敏感（图 5.5）。

某些特殊情况下，病理医师还要评估一种病理特征（如肾小管萎缩的程度）是否与另一特征（如肾小球损伤的程度）不成比例。这可能提示肾脏不只存在一种疾病。

通常，萎缩的程度及其他病理改变的描述方式较为粗略，如轻度、中度和重度，或者使用分级系统。虽然主观评估的重复性较差，但仍能为肾科医师提供有用的信息。用形态测量技术能更客观地评估病理改变。有些技术难以在临床实际中应用，但少数方法可以在日常中使用。以图像分析法为例，在肾活检标本的计算机图像中勾勒出慢性损伤的区域，计算损伤面积与肾皮质面积的比例，得出慢性损伤指数（图 5.6）。

5.4 高血压和肾脏

高血压会加重与衰老相关的肾脏缺血和肾小管萎缩，导致肾脏的快速老化，在其他原因肾损伤的基础上，同样也会进一步加重缺血性损害（图 5.5）。

多数肾脏疾病（包括慢性缺血性肾损伤）都会并发高血压，但很少能明确高血压的具体原因。慢性肾衰竭常被归因于高血压，如果这是慢性肾损害的唯一原因，并排除了其他潜在的病理异常，我们会使用"高血压肾硬化"这个术语。硬化（sclerosis）来自希腊语，意思是坚硬或变硬，适用于整个肾脏的描述，也用于描述肾小球部分硬化或全球硬化。

高血压肾硬化是根据已有的病理损伤得出的诊断，因此要明确高血压和肾损伤的时序关系。如果出现高血压时肾脏仍正常，那肾脏疾病就不是高血压的原因，而是高血压继发了肾损害，这是真正的高血压肾硬化。如果高血压之前

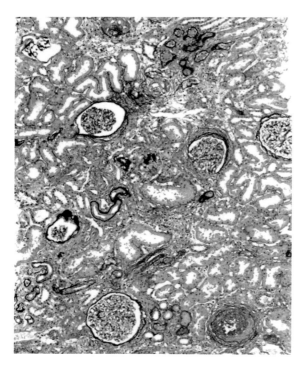

图 5.5　40 岁男性患者，蛋白尿、高血压，肾功能正常。肾皮质可见片状小管萎缩，肾小球硬化，诊断为高血压肾损害，最终可能出现肾衰竭。歌手 Barry White（1944—2003），原名 Barry Eugene Carter，高血压导致肾衰竭，从 2002 年开始接受透析治疗，享年 58 岁。同样，音乐家 Billy Preston（1946—2005），原名 William Everett Preston，高血压导致肾衰竭，2002 年行肾移植术。

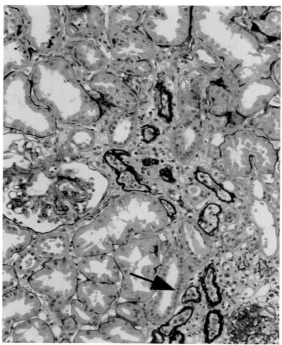

图 5.6　一种在肾活检标本中测量慢性损伤程度的方法。借助图像分析系统，在肾皮质图像中，用手绘的方法标记硬化肾小球、萎缩小管和间质纤维化，如箭头所指。标记的面积可以用像素等单位来表示，并用占标本肾皮质总面积的百分比来计算慢性损伤指数。具体方法参考文献 HOWIE A J, FERREIRA M A S, ADU D. Prognostic value of simple measurement of chronic damage in renal biopsy specimens［J］. Nephrology Dialysis Transplantation, 2001（16）：1163-1169.

就已出现肾损害，那么高血压只是肾脏疾病的进展因素。这种情况下，高血压就不是肾损害的根本原因，诊断为高血压肾硬化是不恰当的。

有证据表明，某些成人高血压与胎儿时期的宫内发育迟缓有关。发育迟缓会导致肾单位数量减少，即肾小球及其相关小管的数量减少，肾脏不能正常发育。这种减少可能是轻微的，现有的临床检测也没有明显异常。这说明部分患者的高血压可能是肾脏发育不良的结果。这种情况下，虽然高血压必然会对肾脏造成损害，但将高血压作为原发性事件诊断高血压肾衰竭和高血压性肾硬化，可能是不正确的。

5.5　肾小球的初步研究：肾小球体积

接下来病理医师应该观察肾小球。肾小球的类球形结构在切片中可呈现在任何切面上。肾小球是一簇毛细血管球，管壁从内到外由内皮细胞、基底膜、脏层上皮细胞（也称为足细胞）组成。这些毛细血管受微动脉压力的灌注，比其他部位的毛细血管压更高，它们由特殊的肌细胞（称为系膜细胞）连接在一起。血液经入球小动脉输送到肾小球，经出球小动脉输送到肾小球外的毛细血管。肾小球被包裹在纤维被膜内（称为鲍曼囊），衬有壁层上皮细胞（图 5.7）。

肾小球的入球小动脉和出球小动脉之间是肾小球旁器（图 5.7），可分泌肾素，是调节血压的重要物质。肾小球旁器紧邻致密斑，致密斑是髓襻（Henle襻）升支粗段的一个特殊部分，每个小管与相应的肾小球都有接触部位，通过管 - 球反馈调节肾小球的滤过。肾小球旁器可能出现增生，细胞数增多，比如在某些肾脏缺血的情况下会出现。

肾小球被切到不同的切面时会呈现不同的大小，从可识别的最小直径到该肾小球的最大直径。肾小球的绝对直径不尽相同，但有一定的正常范围。因此在肾皮质中可以观察到大小不等的肾小球，不仅因为它们的切面不同，而且它们的绝对大小也不同。肉眼能够确定相对大小，但很难确定绝对大小。如果有

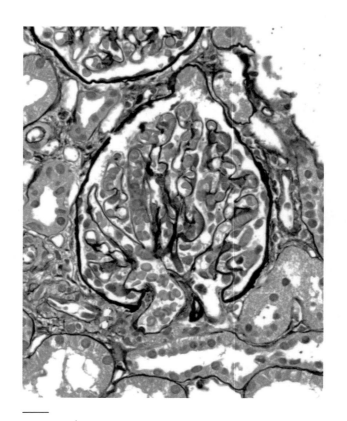

图 5.7 15 岁女性患者，薄基底膜肾病，如图 5.1 所示。光镜标本正常，图中显示了两个微结构标志，用于描述节段性病变的定位。血管极，或称肾小球门部（hilum），是小动脉进入鲍曼囊的位置。尿极，是肾小管的起始，与鲍曼囊相通。在拉丁语中，hilum 意为小东西，或附着在豆子上的东西。在植物学中，表示种子与茎相连的疤痕，在解剖学中，表示结构进入或离开器官的部位。在门部，入球和出球小动脉之间是肾小球旁器，紧邻致密斑。致密斑是髓袢升支粗段的特殊部分。

足够的肾小球，病理医师可以判断肾小球的大致体积。肾活检标本的连续切片有助于判断肾小球体积，因此有必要进行连续切片，也可以明确肾小球内病变的部位（图 5.7）。

正常肾小球在不同年龄有不同的表现。儿童的肾小球从出生起就会随年龄增大，直到十几岁时达到成人大小。在成人中，肾小球大小与身材大小成比例，没有一个绝对的正常值，但有相对的正常范围。正因如此，很难说肾小球体积的意义是什么。我们可以测量标本中肾小球的大小，但在日常的临床工作中并不需要这样做，测得的大小也很难解释。成组样本的测量值更容易解释，因为身材的大小可以帮助评估肾小球大小。而在重复活检中肾小球体积的变化有重大的意义。

如果考虑年龄后病理医师仍认为肾小球体积较小，通常要么是发育不全，要么是缺血性的，另一种可能是塌陷性肾小球病（见第 6 章）。发育不全的肾小球呈花团状，在空的基底膜周围有一层上皮细胞，鲍曼囊也很小（图 5.8）。缺血的肾小球基底膜皱缩，鲍曼囊腔扩大（图 5.9）。

肾小球缺血时间较长时，鲍曼囊增厚起皱分层，球周纤维化（图 5.2）。HE 染色见缺血肾小球硬化、细胞增多，基底膜增厚。PAMS 染色表明，细胞增多是由于毛细血管球的收缩，而基底膜增厚是由于毛细血管内压降低张力减小（图 5.9）。

如果病理医师认为肾小球体积较大，则可能是全球或仅部分增大。影响所有肾小球的病变称为弥漫性，只影响部分的称为局灶性。弥漫性增大可能是因为身材高大，或者只有一个肾脏，或出生时肾小球过少，但肾小球结构是正常的（图 5.10、图 5.11）。另一种解释是肾小球疾病，如某些类型的肾小球肾炎。局灶性增大是因为某些情况使部分肾小球缩小或消失，健存的肾小球代偿性增大，代偿性增大的肾小球体积不一致。

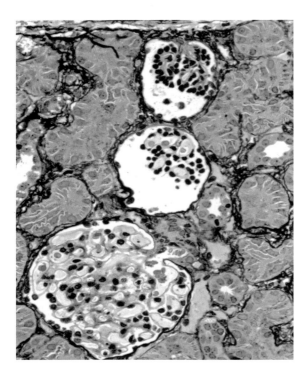

图 5.8　3 岁男性患者，微小病变型肾小球病。靠近肾包膜可见两个发育不全的肾小球和一个正常的肾小球。

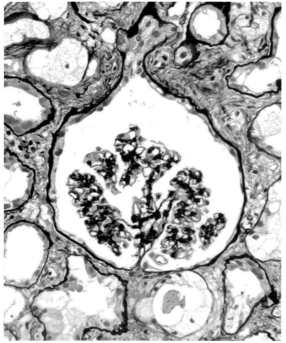

图 5.9　55 岁女性患者，葡萄球菌肺炎后病程延长的急性肾损伤。可见严重缺血性肾小球。肾小球萎缩硬化，基底膜皱缩，鲍曼囊腔扩大。肾小管上皮细胞扁平，空泡形成。

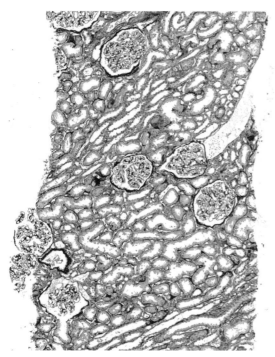

图 5.10　51 岁男性患者，镜下血尿、薄基底膜肾病。肾小球体积正常，标本的放大倍数与图 5.11 相同。

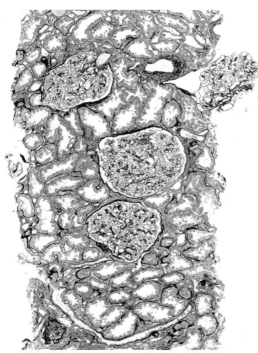

图 5.11　69 岁男性患者，轻度肾损伤，患者为孤立肾，标本的放大倍数与图 5.10 相同，可见肾小球体积增大。

5.6　肾小球的初步研究：肾小球分布异常

首先观察肾小球形态是否一致，再看形态结构是否正常。肾小球的病变既可以是全球性的（球性硬化），也可以只累及肾小球的一部分（节段性病变）。节段性与局灶性病变在肾脏病理学中含义不同，经常被混淆。通常，局灶性和节段性病变在肾脏病理描述或诊断中会同时出现，但病理医师应该记住，局灶性病变可以是球性的，节段性病变也可以是弥漫性的。

病理医师应该在病理报告中给出肾小球计数，计数不一定在初步观察时就做，但要在具有代表性的切片上进行计数，最好是 PAMS 染色的切片，利于识别所有肾小球。肾小球计数很容易实现，特别是在人工计数设备的辅助下，比如在血液学实验室用来计算骨髓样本中不同类型细胞比例的设备。

简单来说，应通过肾小球计数将患者分为有无球性硬化两类。球性硬化是指硬化组织取代原来的肾小球，几乎或完全没有细胞成分（图 5.5）。通常，PAMS 染色下还能看出鲍曼囊残留物、萎缩的肾小球及其内部的异常（图 5.12）。球性硬化的肾小球会缩小并最终消失。这些肾小球的出现提示其功能丧失，肾损伤不可逆转。肾小球硬化的比例是慢性肾损伤程度的粗略衡量标准。

球性硬化和节段性硬化的含义不同，对于每类硬化，病理医师都应描述其分布范围。无论是肾小球硬化、瘢痕形成还是类似的其他术语，如果不描述病变范围是没有意义的。

有时，也使用废弃肾小球和肾小球废弃的术语。它们有功能上的含义，因为废弃意味着耗竭、不再工作或超过使用寿命。如果只是描述那些不再工作但没有球性硬化的肾小球，例如肾小球缺血皱缩，那么球性硬化是对镜下病变的准确描述，是更为合理的术语。

病理医师在评估肾小球大小后，还应判断未全球硬化的肾小球是否正常。体积增大的肾小球其结构未必异常。有时肾小球的外观取决于标本的固定、显微镜下观察方式、切片的厚度以及切片的染色方式，因此可能难以确定肾小球是否正常。不同实验室之间的标本处理差异，使得病理医师很难对其他实验室

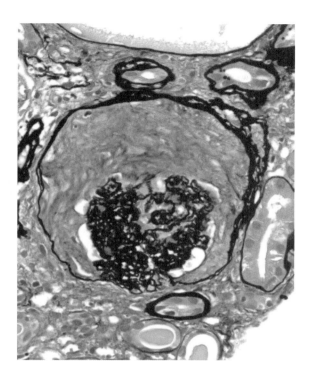

图 5.12　53 岁男性患者，慢性缺血性损伤，肾脏活检标本显示肾小球全球硬化。PAMS 染色仍可辨认出萎缩的肾小球和鲍曼囊。

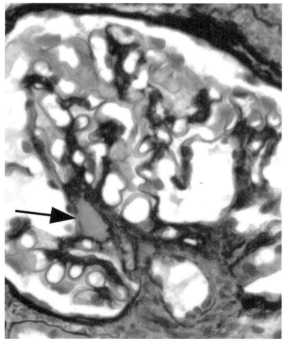

图 5.13　51 岁男性患者，蛋白尿，孤立肾，慢性肾衰竭。肾小球血管极旁可见节段性病变（箭头状处），为透明结节样物质，未被 PAMS 染成黑色。

的标本给出准确诊断。某些肾小球的结构，对于有经验的病理医师可能也很难说是绝对正常或异常的，特别是在判断系膜区是否正常时。正常系膜通常是指，在切片厚度 2~3 μm 的标本中，每个系膜区不超过 3 个细胞，还要主观评估系膜基质的量。

连续切片有助于评估节段性病变。虽然在血管炎等疾病中肾小球节段性病变的位置并不重要，但在肾病综合征等疾病中是非常重要的。只有在看到肾小球的血管极和尿极等可识别的解剖标志时，才能确定节段性病变的位置（图 5.7、图 5.13）。血管极比尿极开口更大，在切片中也更多见。

节段性硬化是指肾小球局部出现实性硬化，PAMS 染色更容易识别，有时会出现球囊粘连。另一种节段性病变是玻璃样变（hyalinosis），源于希腊语，意为玻璃或晶体，为无细胞物质，HE 染色为粉红色，PAMS 染色不显示为黑色（图5.13）。

5.7 间质组织的初步研究

在正常皮质中，肾小管、肾小球和血管之间几乎没有任何组织（图 5.1）。间质组织的扩张可能是因为肾小管萎缩，组织水肿，炎性浸润，或纤维化（图5.2）。一般来说，肾小管的改变比间质的改变更重要。

5.8 血管的初步研究

随着年龄的增长，肾血管也会发生变化。用含弹性蛋白苏木精的 Van Gieson 染色可见胶原蛋白和弹性组织集聚，提示动脉内膜增厚，但这种特殊染色并不是必须要做的（图 5.14）。小动脉壁可见无细胞透明物质形成的结节，其中含有 IgM 等血浆蛋白（图 5.15）。动脉内膜增厚和小动脉结节状玻璃样

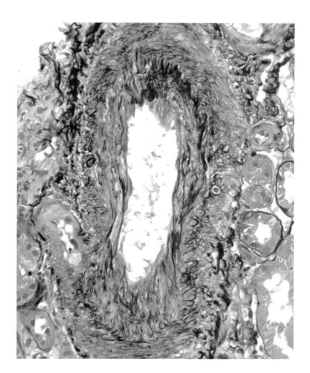

图 5.14　73 岁男性患者，慢性肾衰竭。肾活检标本中可见弓形动脉，呈慢性同心圆状内膜增厚，随着年龄的增长，这种增厚会因高血压进一步加重。较小的动脉有玻璃样变。

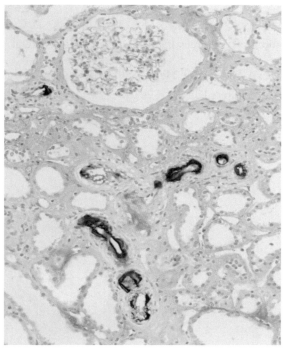

图 5.15　49 岁男性患者，死于蛛网膜下腔出血，在作为供体时，移植肾楔状活组织切片皮质中可见 IgM 免疫组化阳性。小动脉壁有大量的 IgM 沉积，提示严重的透明样变，说明供体患有高血压。

变在高血压患者中出现较早，程度较重，而在正常儿童中不会出现。皮质中的静脉血管壁几乎只含有内皮细胞，通常看起来是空的。

5.9　小结

在所有标本中，初步研究中最重要的是确定肾小管萎缩的程度。

病理医师应评估肾小球的大小，肾小球结构是否正常，肾小球病变是弥漫性还是局灶性，以及病变是球性还是节段性。

参考阅读

D'AGATI V D, JENNETTE J C, SILVA F G. Non-neoplastic kidney diseases. Atlas of nontumor pathology, first series, fascicle 4［M］. Washington, D. C.: American Registry of Pathology and Armed Forces Institute of Pathology, 2005.

JENNETTE J C, OLSON J L, SILVA F G, et al. Heptinstall's pathology of the kidney［M］. 7th ed. Philadelphia：Wolters Kluwer, 2015.

肾活检适应证：肾病综合征   6

6.1   肾病综合征导论

肾病综合征是指大量蛋白尿伴低白蛋白血症、水肿及高脂血症，通常表现为双下肢踝关节及以上部位的水肿，这也是患者来院就诊的常见原因。有时，患者也可仅表现为肾病水平的蛋白尿而无其他临床症状。肾脏排泄功能可正常或减低，可合并血尿或高血压。

水肿和高血压是由于肾小管水钠潴留引起。高脂血症是因为低密度脂蛋白的合成增加，同时胆固醇的分解代谢减低引起。

肾病综合征中男性患者比例高于女性。

肾病综合征由于有并发血栓栓塞、感染、肌肉含量下降的风险，具有一定危险性。血栓形成是由于血液中凝血因子浓度升高，溶栓和抗栓因子的浓度降低造成。易感染的原因部分归因于尿中免疫球蛋白的丢失和免疫球蛋白分解代谢的增加。肌肉含量下降是由于蛋白质分解代谢增加造成的。

在此背景下，所谓综合征是指由不同疾病产生的一组临床表现。导致肾病综合征的疾病有一些共性，均可导致肾小球对蛋白质通透性的增加。肾病综合征体现的是肾小球的病变。虽然其他原因也可以引起蛋白尿，但只有在肾小球通透性增加的情况下才能导致尿中大量蛋白的丢失，达到肾病综合征的诊断标准。在肾小球源性的蛋白尿中，尿液中主要的蛋白成分是白蛋白。在过去，人们认为检测蛋白尿是否具有选择性、或检测白蛋白（或相似分子大小的蛋白）与大分子蛋白的相对浓度是有临床价值的，但现在很少检测。

6.2　蛋白尿的检测

了解蛋白尿的检测方法有助于病理医师解读肾活检标本，特别是了解检测过程中的难点和不准确性。

蛋白尿检测用的试纸条（又称 dipstick）是一种即用型的方便试纸。将试纸条蘸入尿液中，若尿蛋白阳性则试纸条变色。它也可以检测出其他的物质，比如血细胞。因此镜下血尿也能呈现阳性。这种方法在国外被称为尿液分析（urinalysis）。但用这种方法检测出的蛋白尿是非常粗略且不准确的。

通常，如果发现有蛋白尿就要进行定量测量。以往检测的项目有 24 h 尿蛋白定量，有时也被俗称为每日尿蛋白量（这个表述有些模糊，因为存在一种暗示是不包括夜间尿量的，因此现在已不常用）。需要测量 24 h 尿蛋白定量的原因是在一天的不同时刻尿蛋白含量是变化的。正常成人一天尿蛋白总量小于 150 mg，这里面包括了尿调节蛋白（THP）和来自尿路的其他蛋白质，也包含了微量来自血液的蛋白。有很多种不同的化学方法来检测尿蛋白，有些检测方法容易被蛋白质以外的物质干扰，所以一种特殊的蛋白——白蛋白，时常会被用来进行免疫学方法的检测。尿白蛋白排泄率是一个比 24 h 尿蛋白定量更敏感的检测蛋白尿的指标，在正常成人中 24 h 尿白蛋白排泄率小于 30 mg。成人大量蛋白尿通常被定义为 24 h 尿蛋白总量不少于 3 g，也有定义为不少于 3.5 g。理论上，这些定义的数值应被 1.73 m^2 的标准化体表面积修正，然而在现实工作中，体表面积是很难计算的。体表面积是通过一个基于身高和体重的公式来计算的，这个参数 1.73 m^2 是根据设想的成人平均身高和体重计算得出。标准化的修正能够让蛋白尿的检测结果应用于任何年龄、体型的人群，包括儿童。

所有依赖于定时收集尿液的检测结果都是值得怀疑的，因为有收集不完全导致结果不准确的风险。因此，尿蛋白通常用其他方法检测。测定随机尿样中总蛋白或白蛋白的浓度相对直接，但通常不单独检测。尿液的稀释程度或浓度状态会影响这一检测结果，可以通过同时测量尿样中肌酐的浓度来标准化。如今，在很多单位机构，尿蛋白通常被表述成某一随机尿标本中总蛋白或白蛋白与肌酐的比值。临床化学实验室通常对这一比值有其各自的参考范围。

对于儿童，定时收集尿液几乎不可行。但如果这样做，当以尿蛋白定量来衡量尿蛋白程度时，体型大小必须考虑。使用尿蛋白 / 肌酐比或尿白蛋白 / 肌酐比就可以忽略体表面积或其他体型大小参数的影响。

6.3 肾病综合征患者行肾活检的意义

几乎所有肾病综合征的成人患者都实施了肾穿刺活检，而大多数肾病综合征的患儿都未行肾活检。因为这类儿童患者通常被认为是微小病变型肾病，并按此病理类型进行诊疗。儿童患者如果出现不典型的临床特点如发病年龄较大、隐匿起病等，就需要进行肾活检。典型的微小病变型肾病会表现为突发的浮肿，好发于 5 岁以下儿童，尤其是男童多见。如果对治疗的反应不像典型的微小病变型肾病，也需要进行肾活检。

肾病综合征的病理诊断对肾内科医生做出临床诊疗决策有很大帮助。例如，微小病变型肾病对恰当的治疗应当有一定疗效，而不应进展为慢性肾功能衰竭；而膜性肾病可能对治疗无反应，病情可进展。

肾活检标本也可提示肾病综合征的并发症，特别是肾静脉血栓形成。

活检标本中慢性损伤的程度是影响肾脏长期预后的指标。

6.4 肾病综合征的诊断方法

肾穿刺活检通常是诊断肾病综合征最直接的方法，对病理医师来说往往也能通过肾穿刺活检得到满意的、准确的诊断。

病理医师在分析肾活检标本时应该牢记"常见的就是常见的"（common things are common）这一原则。活检标本中各种病变的发生率取决于活检患者的年龄、生活区域以及肾内科医生对肾病综合征患者实施肾活检的积极程度（是否倾向全部穿刺或选择性穿刺）。肾病综合征在发展中国家比其他国家更普遍。

在成人肾病综合征中，最常见的 3 种病理类型是膜性肾病、各种不同程度的节段性硬化（通常称为局灶性节段性肾小球硬化症）和微小病变型肾病。

病理医师审阅肾脏标本前对这三种类型的病变抱有很高的预期。这 3 种病理改变的标本占比不尽相同，影响因素包括肾内科医生对于肾病综合征同时合并其他疾病，尤其是糖尿病和系统性红斑狼疮患者进行肾活检的积极程度等。如果对几乎所有的成人肾病综合征都进行肾活检，膜性肾病、节段性硬化、微小病变型肾病这三种病变类型占其中约 2/3 的比例，且依次按发生率降序排列。上述 3 种病理类型，加上糖尿病肾病、狼疮性肾炎和淀粉样变性可以占到肾活检组织标本的将近 90%。在成人肾病综合征患者中其他类型的肾小球病变相对较少。

在相对较少行肾活检的儿童肾病综合征患者中，大多为微小病变，微小病变和节段性硬化合起来所占比例大约为 3/4。

儿童肾病综合征中其他病理类型的发生率同成人不同。膜性肾病在高收入国家的儿童中少见，糖尿病肾病或淀粉样变性在儿童中几乎很难看到。有部分表现为先天性或婴儿肾病综合征，其中一些病因仅见于幼儿。

6.5 肾病综合征肾活检标本的初步评估

针对肾病综合征，虽然需要对肾小球进行详尽的观察，但肾活检标本首先应在低倍镜下检查肾小管是否正常。如果肾小管观察有病变，接下来需要判断是急性病变，慢性损伤，还是两者皆有。在急性肾小管损伤中，结合患者年龄，肾皮质中的小管数量应该是正常的。急性损伤的肾小管有各种不同的损伤表现，包括肾小管上皮细胞不同程度的扁平、空泡变性，刷状缘消失，以及小管腔内物质蓄积。如果急性肾小管损伤镜下表现显而易见，临床上很可能表现为急性肾损伤或肾病综合征。

急性肾小管损伤，特别是弥漫而均匀的肾小管损伤，可能提示有肾静脉血栓形成，这是由高凝状态引起的肾病综合征并发症之一。肾静脉血栓在肾活检标本上很难明确诊断。血栓不太可能出现在活检标本的静脉中，但如果病理医师镜下看到了弥漫的小管损伤，肾静脉血栓形成应作为一种可能病因（图 6.1）。肾静脉血栓形成会减少肾脏的血流，导致肾脏缺血，从而导致肾小管损伤。如果肾静脉血栓没有得到及时治疗，可能会引起肾小管不可逆的损害，这是非常危险的（图 6.2）。但这不是肾病综合征患者出现急性肾小管损伤的唯一原因，其他病因还包括管腔内蛋白对肾小管的毒性作用、血管内容量不足（例如利尿剂强大的利尿效应或由于肾病中低血浆白蛋白血症导致血浆渗透压下降，血管内液体外移）等（图 6.3）。

慢性损伤是指镜下表现为肾小球球性硬化、肾小管萎缩、肾间质纤维化的损伤。超过相应年龄范围的大量慢性损伤具有预后意义，表明患者存在长期的病理损伤，也意味着患者的肾功能永远不可能恢复到完全正常的状态。

6.6 肾小球正常吗？是否诊断为微小病变型肾病？

微小病变型肾病的诊断对预后具有重要的意义，因为该病患者对恰当的治

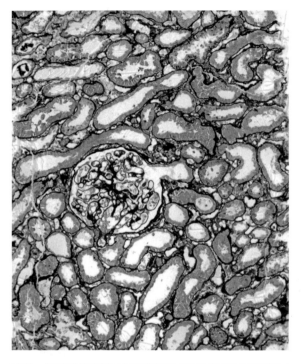

图 6.1　49 岁女性患者，临床诊断肾病综合征伴轻度急性肾损伤，图中为肾活检皮质标本。肾病综合征病理诊断为微小病变型肾病。镜下可见弥漫急性肾小管损伤，表现为肾小管上皮细胞形态不规则、管腔扩张。肾病综合征镜下出现这种表现提示肾静脉血栓形成可能，建议该患者进一步行影像学检查。

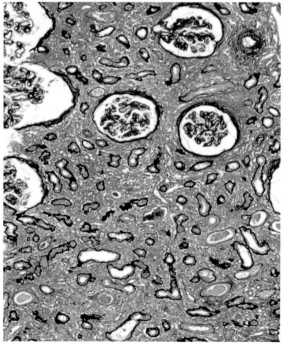

图 6.2　38 岁男性患者，2 年前经肾穿刺活检诊断为膜性肾病，图中为二次肾活检皮质标本。自第一次肾活检以来，肾病综合征持续存在并在此次肾活检前 1 个月出现急性肾损伤。图中可见广泛、均一的肾小管萎缩，提示长期肾静脉血栓形成可能。后经影像学得到确诊。患者肾功能已无法恢复。

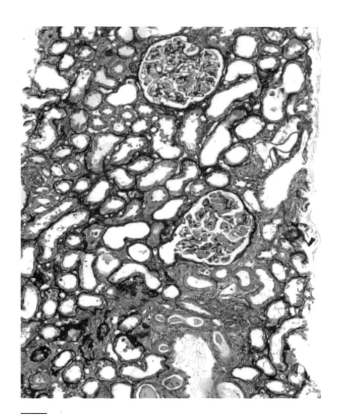

图 6.3　56 岁男性肾病综合征合并急性肾损伤患者，图中为肾活检皮质标本。肾病综合征病理诊断为早期经典型节段硬化性肾小球肾炎。镜下可见类似图 6.1 中的急性肾小管损伤，肾静脉血栓为可疑病因。但经过相关检查排除了肾静脉血栓形成。最后，患者肾衰竭好转，肾功能恢复至几乎正常，病因未明。

疗反应良好，一般不会发展至肾衰竭。尽管如此，肾病综合征有复发可能。该病可见于任何年龄阶段。儿童比成人治疗起效快。儿童患者即使没有治疗，肾病最终也有可能缓解，无肾病综合征并发症发生。

大多数微小病变型肾病患者病因不明。这与 HLA 基因的多态性有关，特别是 HLA Ⅱ类 DR/DQ 区域。HLA 是人类白细胞抗原、人类淋巴细胞抗原或组织相容性相关抗原的缩写。HLA 蛋白分子对自身抗原和外来抗原的抗原呈递过程中起着至关重要的作用。微小病变型肾病可继发于感染，所以一个可能的发病机制是淋巴细胞被刺激激活产生循环因子，增加了肾小球基底膜对蛋白的通透性。罕见的病因还包括非甾体抗炎药物应用和淋巴瘤，但病理医师通常无法仅通过肾活检标本诊断上述病因。

只有以肾病综合征为临床表现才能诊断微小病变型肾病。然而该诊断名词有时会被病理医师误用于肾小球无明显病变，而临床诊断为血尿或其他非肾病综合征的患者。

微小病变型肾病的诊断是困难的。病理医师应当谨慎应用这个诊断名词。该诊断主要是一个排他的诊断，标本中的肾小球数目越少，诊断微小病变的确定性越低。

6.7 微小病变型肾病的诊断

微小病变型肾病，光镜下肾小球形态正常，没有细胞增生，没有节段性异常，也没有肾小球增大，病理医师可能很难确定这些特征（图 6.4、图 6.5）。只要有一个明确的节段性异常就可以排除微小病变这一诊断。

免疫组化显示肾小球基底膜上无免疫球蛋白沉积，系膜区无免疫球蛋白或仅有 IgM 沉积。如果其他病理学表现支持微小病变，系膜区的 IgM 沉积不能排除微小病变型肾病的诊断。

电子显微镜检查是可行的，但针对微小病变型肾病不是必需的。电镜下可

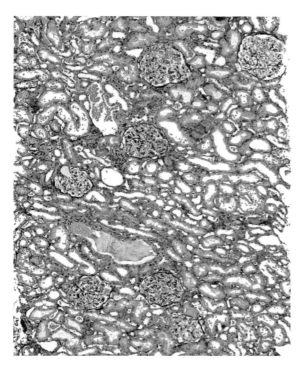

图 6.4　62 岁男性肾活检皮质标本。临床表现为肾病综合征，已出现自我缓解。图中可见肾小球大小正常，无细胞增生，在任何一套完整的切片上均无节段性病变，免疫组化检查未见免疫球蛋白沉积。诊断为微小病变型肾病。

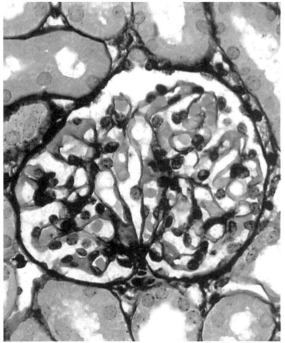

图 6.5　21 个月大的女性患儿肾活检标本中的肾小球。该患儿 2 周前出现肾病综合征。图中肾小球同其他取材肾小球一样形态正常，免疫组化检查未见免疫球蛋白沉积。诊断为微小病变型肾病。

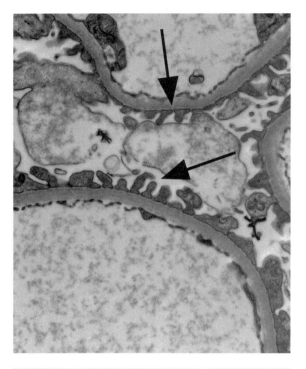

图 6.6 47 岁男性患者轻度急性肾小管损伤的肾活检电镜图。肾小球无异常。肾小球基底膜为正常成人外观及厚度（270~340 nm）。基底膜外侧可见上皮细胞的足突（箭头所指处），足突间被裂孔膜分隔。

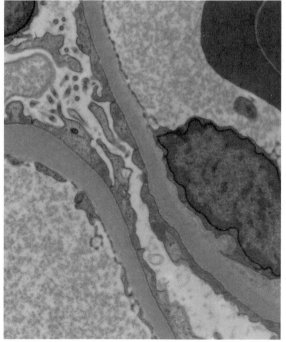

图 6.7 38 岁男性肾病综合征，微小病变型肾病患者肾活检电镜图。肾小球基底膜外侧被上皮细胞细胞质呈片状覆盖。

显示肾小球基底膜外侧，上皮细胞的足突消失，取而代之的是被上皮细胞的细胞质所覆盖，此病理改变源于足突肿胀而非足突融合（图6.6、图6.7）。足突消失可能是继发于蛋白尿的一种病理反应，可见于所有诊断肾病综合征的活检标本中。电子显微镜检查可以帮助排除免疫复合物（如在肾小球毛细血管袢上）的沉积，但一个理想的免疫组织学染色也可以排除这一点。

6.8　微小病变型肾病的鉴别诊断

在只有最初的切片，还没有整套的染色和免疫组织学检查的时候，病理医师或许只能看到正常形态的肾小球。如果肾内科临床医师急于需要一个诊断，病理医师下此诊断应该谨慎，建议诊断为微小病变型肾病可能。早期膜性肾病在常规染色上可能很少或没有病理形态学异常，很容易被误诊为是微小病变型肾病，但很快就会出现免疫组织学上的异常。整套切片上如发现节段性病理改变，可除外微小病变型肾病。可供观察的肾小球越多，病理医师描述的无节段性病变的可信度就越高。若未行刚果红染色、染色不理想或系膜区未仔细观察，肾小球上少量的淀粉样蛋白沉积会被遗漏。

6.9　肾小球是否异常？是膜性肾病吗？

膜性肾病往往很容易诊断，因为该疾病影响整个肾小球，只需一个肾小球就可以诊断。

在世界上许多国家和地区，膜性肾病都是成人肾病综合征中最常见的病理类型，但在儿童中少见。这种病理类型在猫和狗的肾病综合征中也很常见。

以往，大多数患者的病因并不明确，在缺乏已知病因或关联疾病的情况下，通常用"特发性"来命名病因。该术语看似体面，但仅仅意味着原因未明。类似地，"原发性"一词常被作为"特发性"的同义词。而与此相对的，病因明确或有关联疾病的情况被称为"继发性"。然而，万事皆有因，即便目前不明确，也是继发于某些原因的。

膜性肾病的发病机制和 HLA Ⅱ 类分子 DR/DQ 区域的多态性有关。尽管如此，膜性肾病的发病机制与微小病变型肾病仍不同。微小病变源于免疫细胞对自身或外来抗原呈递的应答存在异常。而在膜性肾病中发现了自身抗体的存在，但在微小病变中没有发现。至目前为止，膜性肾病中最常见的自身抗体是针对足细胞膜上表达的 M 型磷脂酶 A2 受体（PLA2R）的抗体，其次是 1 型血小板反应蛋白 7A 域（THSD7A）的自身抗体，它是足细胞膜上的另一种蛋白。这些自身抗体能够穿过肾小球基底膜并与足细胞上的抗原反应导致疾病。膜性肾病肾小球上发现的免疫球蛋白主要亚类是 IgG4 亚型，这是一种对抗原亲和力较低的抗体亚型，尽管在沉积物中可见补体 C3 的成分，IgG4 一般不激活补体系统的经典途径。

有学者对膜性肾病的发病机制有另一种解释。金制剂、青霉胺等药物、乙肝或丙肝病毒的感染、支气管肺癌等肿瘤以及使用含汞的护肤品等可导致膜性肾病。病理中可能存在病因相关的线索，如在使用金制剂后近端小管上皮细胞的溶酶体中可以发现包涵体，但病理医师不太可能通过肾活检标本的病理表现来确定膜性肾病的潜在病因。另外系统性红斑狼疮几乎可以导致包括膜性肾病在内的所有肾小球病理损伤，但如果在狼疮患者身上发现如膜性肾病的损伤，则应当诊断为狼疮性肾炎，而不是膜性肾病。

6.10　膜性肾病的诊断

常规光学显微镜检查往往就可以提示这种诊断。因为即使在苏木精 - 伊红染色（HE 染色）的切片上，肾小球基底膜也呈现出均匀增厚的表现，比正常的基底膜僵硬。早期可能缺乏这种表现，因此如果不做免疫组织学检查，可能

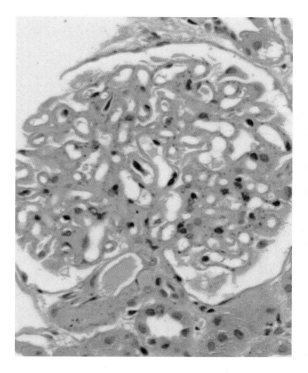

图 6.8　73 岁男性肾病综合征患者肾活检标本中的肾小球。在 HE 染色下，可见均匀增厚、僵硬的基底膜，这一表现提示了膜性肾病可能，还需要进一步检查，尤其是免疫组织学检查明确诊断。

Jonah（Tali）Lomu（1975—2015）是一名新西兰国际橄榄球联盟球员。在他 20 岁左右隐匿起病，患上了肾病综合征。肾活检的病理诊断未公开，但从他接受了 Ponticelli 方案（即糖皮质激素联合苯丁酸氮芥，常用于膜性肾病的治疗）治疗来看，很可能病理类型是膜性肾病。他最终进展为肾功能衰竭，在 2004 年进行了肾移植。同大多数移植肾被放在下腹部不同的是，他的移植肾被放在了原来肾脏旁边的位置，可以由肋骨支撑保护。这样使得他可以重返职业橄榄球赛的赛场。直到 2005 年，他又渡过了两年职业生涯。2011 年移植肾失功，于是他又回到透析室行透析治疗。在等待再一次肾移植的过程中于 40 岁死亡。

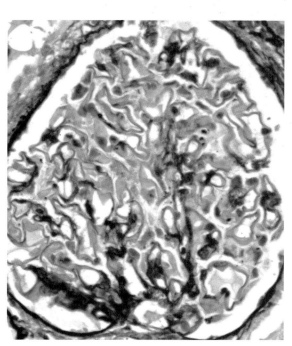

图 6.9　80 岁男性肾病综合征患者肾活检组织经 PAMS 染色下的肾小球。图示增厚的基底膜，未见明显钉突形成。免疫组织学检查结果见图 6.11、图 6.12，由此可诊断膜性肾病。缺乏光镜下钉突表现提示属于膜性肾病早期。

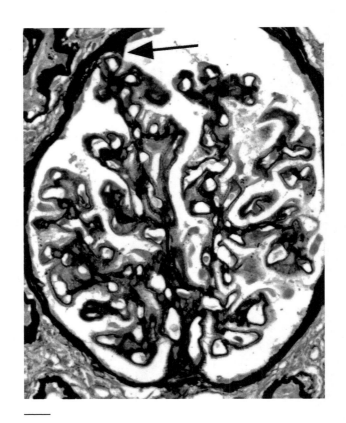

图 6.10　图 6.2 中相同患者的肾活检标本经 PAMS 染色下的肾小球。来自一名 38 岁男性膜性肾病患者，病史 2 年。图中可见毛细血管袢外侧弥漫均匀分布的钉突。对比图 6.9，该图中所示膜性肾病相对晚期。箭头所指处可见球囊粘连，位于与肾小管衔接处附近，即血管极对侧。

会被误诊为微小病变型肾病（图 6.8、图 6.9）。后期很容易在 PAMS 染色的切片上辨认出来，典型表现为基底膜外侧均匀的钉突形成。随着疾病进展，钉突的尖端相互联结形成链环样外观（图 6.10）。初诊膜性肾病时钉突的镜下表现常不典型，它们不是诊断的必要条件，所以没有必要让病理医师在超薄切片或油镜下努力地寻找它们。一般来讲，膜性肾病的肾小球内细胞数正常或接近正常。

免疫组织学可以明确诊断膜性肾病，其依据是可见 IgG 和补体在基底膜外侧沿每个肾小球的每个毛细血管袢呈明显、均匀的颗粒状沉积（图 6.11、图 6.12）。通常免疫球蛋白以 IgG4 为主。沉积的颗粒可能排列过于密集，以至于给人以沿基底膜呈"线样沉积"的印象，但是对切片薄层部分的观察或对基底膜斜向切割，将显示出颗粒感。抗 PLA2R 抗体的阳性分布通常与上述分布相同；若阴性，则提示病因可能为感染或肿瘤等继发疾病。IgM 也可常见于系膜区，但其他免疫球蛋白不会为阳性。若出现如系膜区 IgG 沉积、IgA 沿基底膜沉积等其他表现，则提示这种膜性肾病有可能是狼疮性肾炎的表现。

如果免疫组织学检查充分，电子显微镜对膜性肾病的诊断并非是必要的。但电镜可以明确位于肾小球基底膜外侧规则沉积的免疫沉积物（图 6.13）。

膜性肾病可能会出现不同类型的节段性改变，但通常不会影响其诊断，除非有狼疮性肾炎的临床或病理诊断指征，这种情况下就需要诊断狼疮性肾炎了。通常病理医师会看到申请单上明确注明了活检患者已诊断系统性红斑狼疮，如若没有，对于每一个年轻女性肾病综合征的患者都应当时刻警惕狼疮性肾炎的诊断。狼疮性肾炎的诊断线索是可见 IgG 连同其他免疫球蛋白，沿基底膜沉积，肾小球还有其他的病理改变，如系膜细胞增生、系膜区免疫球蛋白特别是 IgG 和 IgA 的沉积，以及节段性血管炎的改变。

位于与近端小管衔接处附近的球囊粘连这种节段性病变，在膜性肾病中常见，不必因此改变膜性肾病的诊断。这种节段性病变可见于膜性肾病的所有病理阶段（图 6.10、图 6.14）。在膜性肾病的后期，肾小球的不同部位可能都会出现节段性硬化的改变，但诊断仍应是膜性肾病。

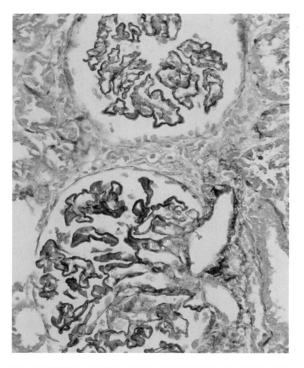

图 6.11　图 6.9 中相同的 80 岁男性患者，图中所见为肾皮质经免疫过氧化物酶染色法处理后的活检组织标本，用于检测补体成分 C9。在低倍镜下，似乎见 C9 沿肾小球毛细血管袢呈线样沉积，但实际是呈细颗粒状沉积，提示膜性肾病。

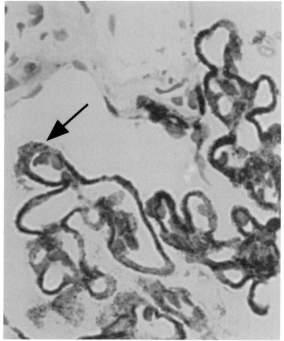

图 6.12　来自图 6.9 和图 6.11 中相同的 80 岁男性患者肾活检肾小球标本，经免疫过氧化物酶染色来检测 C9。从沿基底膜的斜切面来观察，可见均匀分布的细颗粒沉积（箭头所指）。这一表现提示膜性肾病。

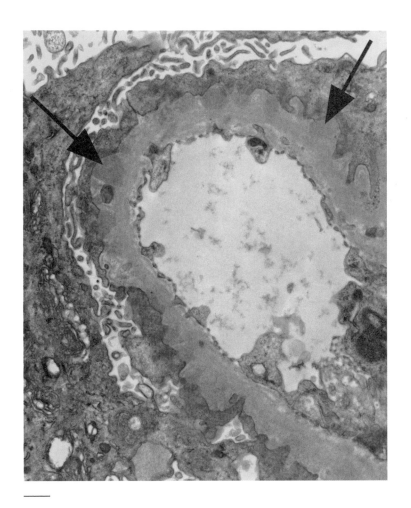

图 6.13　80 岁男性肾病综合征患者肾活检的电镜图。图中可见在肾小球基底膜外侧面分布的免疫沉积物（箭头所指）。提示早期膜性肾病。

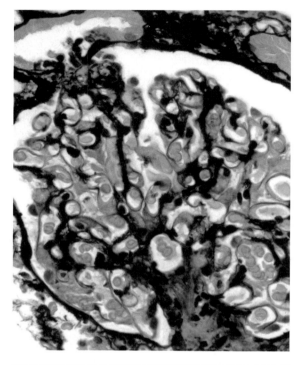

图 6.14　52 岁男性肾病综合征患者肾活检 PAMS 染色下的肾小球。因光镜下未见钉突，结合免疫组织学检查诊断早期膜性肾病。图示位于与肾小管衔接处的球囊粘连，伴该部位毛细血管袢的玻璃样变。

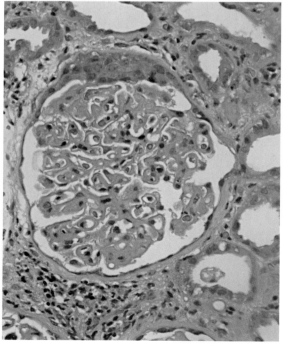

图 6.15　36 岁男性肾病综合征合并急性肾损伤患者肾活检标本的肾小球。5 个月前该患者经肾活检确诊为早期膜性肾病。图中可见肾小球除膜性肾病外，还存在节段性血管炎性表现。

无狼疮临床证据的膜性肾病患者病理上偶尔出现肾小球血管炎的损伤表现，应诊断合并血管炎（图6.15）。当膜性肾病与血管炎的病理损伤同时发生时，一般临床进程较单纯的膜性肾病更加凶险。肺出血-肾炎综合征（Goodpasture综合征）患者体内存在针对肾小球基底膜的自身抗体，病理表现为肾小球弥漫球性血管炎性损伤，有时会伴随膜性肾病同时发生。

针对膜性肾病的病理分期系统是基于肾小球基底膜的病理改变，但在预后方面，这不如评估慢性小管损伤的程度有用。

在很多膜性肾病的患儿中，蛋白尿是乙型肝炎病毒感染的并发症之一。在膜性肾病诊断后十年内，大约 1/3 的成人患者进展为肾功能衰竭或死亡，约 1/3 肾病缓解，剩下约 1/3 患者持续出现蛋白尿。

6.11 膜性肾病的鉴别诊断

有一类可能会与膜性肾病相混淆的疾病名为致密物沉积病（DDD），以前也称为Ⅱ型膜增生性或系膜毛细血管性肾小球肾炎。这些名词有误导作用，因为它与Ⅰ型膜增生性或系膜毛细血管性肾小球肾炎没有什么相似之处，更恰当地应被称为内皮下膜增生性肾小球肾炎。在不同的病理情况下使用相同的名称是一个历史错误。

致密物沉积病的发病率比膜性肾病低得多，但也表现为肾病综合征，病理上也表现出肾小球基底膜的增厚。

致密物沉积病通常好发于儿童或年轻人，常表现为肾病综合征，但也可能有其他多种临床表现，如血尿、肾衰竭和局部脂肪萎缩（即皮下脂肪萎缩）。血清补体 C3 水平持续减低。通常血清中会检出一种针对补体替代激活途径成分的抗体，即 C3 转化酶抗体。这种抗体，又被称为 C3 肾炎因子，它的作用是阻止补体成分被 H 因子灭活，导致持续产生活化的补体 C3。一般来说，这种病是持续进展的，并且最终会发展为肾衰竭。

致密物沉积病是 C3 肾小球病的其中一种类型，后续章节中会详细阐述。

在致密物沉积病中，肾小球形态可几乎正常，或有不同程度的系膜细胞增生。诊断线索包括无钉突形成，基底膜非均质增厚，通常在 PAMS 染色的切片上基底膜浅染呈棕色，而非黑色（图 6.16）。免疫组织学上，可见补体成分 C3 至 C9 在肾小球系膜区和基底膜上呈粗颗粒样沉积，一般没有免疫球蛋白的沉积（图 6.17）。如果怀疑此诊断，应做电子显微镜检查。电镜下可见基底膜内和系膜区粗大、不规则的高密度电子致密物沉积（图 6.18），与膜性肾病的那种基底膜外侧规则的电子致密物沉积的表现不同。在鲍曼囊和肾小管的基底膜上也可见到与肾小球中相似的免疫组织学及电镜下表现。

6.12 肾小球是否异常？是否存在节段性硬化病变？

节段性肾小球硬化疾病的诊断是很复杂的。局灶性节段性肾小球硬化症一词应用广泛，当我们应用这个诊断术语时实际涵盖了很多不同的病理疾病，并没有特指某一种疾病。这一问题是由于肾脏病理作为一门独立的亚专科，在发展过程中没有严谨地使用这一术语而造成的。相同的一个诊断名称被赋予了不同的疾病，而现在这一习惯便很难更改了。病理医师通过提炼诊断，可以为肾脏病医师提供更多有用的信息。不是万不得已，病理医师应该尽量避免使用类似局灶性节段性肾小球硬化症这种术语作为诊断。

膜性肾病中常用的形容词"特发性""原发性"和"继发性"常被添加到局灶节段性肾小球硬化前，各类定义范畴同膜性肾病。这些分类并没有实际意义，应用起来也不规范。例如，遗传相关的病因有时被包括在"原发性"病因列表中，有时被包含在"继发性"病因，有时却独立成为一类。

虽然形容词"局灶的"（focal）和"节段的"（segmental）几乎总是同时出现，但更重要的是"节段的"，意思是只影响一部分肾小球。节段性病变可能是弥漫性的，即出现于大多数肾小球中，而不是局灶性的。但这一现象在某

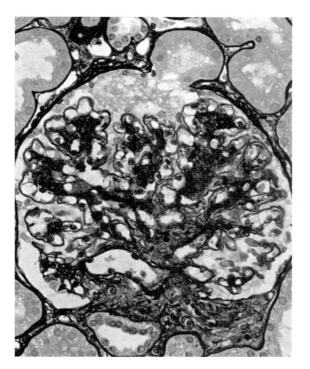

图 6.16 24 岁女性产后持续蛋白尿患者肾活检 PAMS 染色下的肾小球。可见系膜基质增多，基底膜非均质增厚，不同于典型膜性肾病镜下表现。进一步行免疫组织学（结果见图 6.17）等检查明确诊断为致密物沉积病。

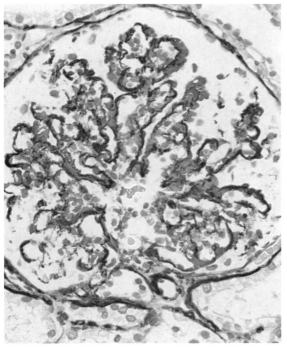

图 6.17 24 岁女性致密物沉积病患者（与图 6.16 为相同患者）肾活检的肾小球。用免疫过氧化物酶染色法来检测 C9，图中可见肾小球基底膜上大量沉积物，不同于膜性肾病均匀规则分布（图 6.11、图 6.12）。

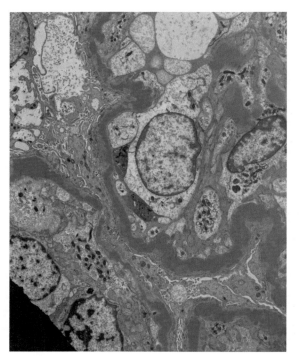

图 6.18　13 岁女性患者的肾活检肾小球的电镜图。临床表现为蛋白尿伴肾功能急进性减退，血清低 C3 补体血症，血清 C3 肾炎因子阳性。图中可见由于典型的致密物沉积导致的基底膜不规则增厚。

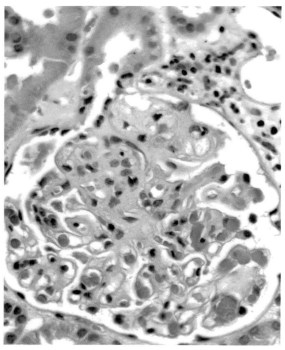

图 6.19　37 岁男性肾病综合征患者肾活检的肾小球。在肾小管衔接处附近，可见球囊粘连，并有一大块节段性实变组织伴泡沫细胞形成。很多病理医师可能会称此为局灶节段性肾小球硬化症，但通过研究肾小球中病变的分布和肾脏的其他病理特征，或许可以进一步完善该诊断。

一张切片或在非连续切片中可能表现不明显。

肾病综合征时，若肾小球见到节段性泡沫细胞、硬化、玻璃样变、或上述几种病变的混合（图6.19），就需要去考虑使用局灶节段性肾小球硬化症为诊断。病理医师需要首先考虑以下两个问题：

（1）是否有潜在疾病的证据，如膜性肾病？如果是，潜在疾病应当作为诊断。

（2）节段性病变发生在肾小球的哪个位置？

6.13　与肾小管衔接处的节段性病变

在肾病综合征中，肾小球出现节段性病变的首个部位是在与肾小管衔接处附近，这种情况也被称为"源于肾小管的节段性病变"（图6.14）。病理医师应常仔细检查组织标本这一部位。连续切片为病理医师观察到"肾小管起源的节段性病变"提供了最佳条件。只有当这个部位没有结构变化，标本初筛看上去没有节段性病变，才可以认为节段性硬化的诊断可能性较小。肾活检标本中看到的肾小球数越少，病理医师对排除节段性硬化的确定性就越低。

如果在与肾小管衔接处附近看到这种节段性结构改变，还需要根据肾小球其余部分的病变情况来做出诊断。因为这种被称为"顶端型"的病变，本身并不是一种独立的疾病，而总是伴发于其他肾小球疾病。

顶端型病变的发生是因各种病因导致部分肾小球毛细血管簇急性肿胀，临时疝入至与肾小管衔接处（图6.20）。最早期被识别的病变是在与肾小管衔接处附近肾小球毛细血管祥的基底膜与鲍曼囊的基底膜粘连。病变部分的毛细血管祥还同时会出现其他病理改变，如毛细血管祥中泡沫状巨噬细胞的聚集、时而可见上皮细胞的胞浆空泡变性和颗粒变性，伴邻近端小管上皮细胞的扁平化（图6.20、图6.21）。随后泡沫样细胞消失，取而代之的是PAMS染色下的节段性硬化或伊红染色下可见的玻璃样变（图6.14、图6.19）、有时顶端型病变

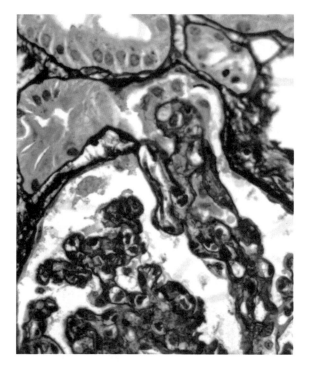

图 6.20　28 岁男性急性肾损伤患者肾活检的肾小球。肾活检之后不久出现自行缓解。图中肾小球毛细血管袢可见大量中性粒细胞浸润，伴急性感染后肾小球肾炎表现。图中毛细血管袢节段性疝入至与肾小管衔接处，这是顶端型病变发展的早期阶段表现。

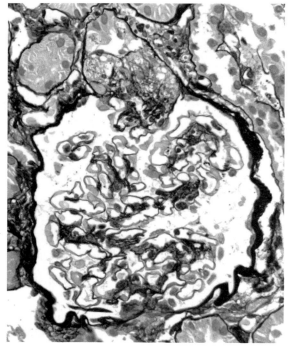

图 6.21　64 岁女性出现自发缓解的肾病综合征肾活检的肾小球。在与肾小管衔接处可见一部分毛细血管袢的疝入，此段毛细血管袢内可见胞浆泡沫样变的肿胀细胞。这是早期顶端型的病理改变，对比图 6.20 中病变稍重。其余肾小球节段正常，所以诊断为肾小球顶端型病理损伤。

的唯一证据可能是持续存在的球囊粘连（图6.10、图6.22）。在顶端型病变中，免疫组织学检查可见 IgM 和补体阳性沉积（图6.23）。

在顶端型病变中，肾活检标本中小球的其余部分可正常或存在病变。

在肾病综合征的患者中，如果肾小球毛细血管袢其余结构正常，未发现顶端型病变，则应诊断为微小病变型肾病（图6.21、图6.22、图6.24）。如患者存在顶端型病变，临床进程符合微小病变型肾病，不发展为肾功能衰竭，更加支持这的确是微小病变型肾病，伴有顶端型的病理改变。但根据肾小球顶端型病变的定义原则，只要发现一个顶端型病理改变，诊断就应当从微小病变更正为肾小球顶端型病变损伤，然而顶端型病理改变常出现在每一个肾小球中。如果未进行连续切片，没有严格查找，这种病理改变常不容易发现。

值得注意的是，肾小球顶端型损伤一词常根据其字面含义用于原始定义以外的情况，常见于将其应用于所有的顶端病变，无论临床是否表现为肾病综合征，也无论远离肾小管起始端的肾小球病变情况如何。

如果其余节段的毛细血管簇有病理异常，病理诊断应取决于除外顶端的病理变化特征。膜性肾病常见伴随着顶端的病理改变，但这些顶端的病理变化不应动摇膜性肾病的诊断（图6.10、图6.14）。

在肾病综合征中常见的另一病理表现是肾小球顶端型病理改变大范围异常，伴随着系膜增生，当然，顶端型改变同样有可能因未严格观察而被忽视。这种异常的顶端病理改变范围可占据肾小球 1/3 或以上的面积，同时可能伴有明显的急性肾小管损伤（图6.19、图6.23、图6.25、图6.26）。这种情况可发展为一个或多个明显的节段性硬化，称为经典型节段硬化性肾小球肾炎的早期形式或早期阶段。在这个名词中，形容词"经典的"指的是临床表现为肾病综合征的"局灶性节段性肾小球硬化症"一词传统意义上的临床应用。为了肾脏病医师更容易理解，我们可以称为"早期经典型局灶性节段性肾小球硬化症"，或更简便地称为"早期局灶性节段性肾小球硬化症"。

从临床的角度，上述情况经常比微小病变型肾病或原始定义上的肾小球顶端型损伤的预后差。但因为该情况尚处于病理改变的早期，同传统意义上以肾

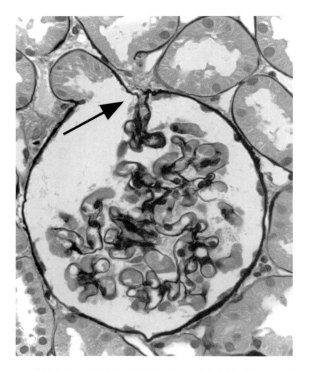

图 6.22　27 岁男性肾病综合征患者肾活检的肾小球。临床上该患者在过去 13 年内肾病综合征反复缓解及复发。箭头所指处为邻近与肾小管衔接处的稀疏的球囊粘连，此处肾小球毛细血管的基底膜与鲍曼囊的基底膜相互融合。这是晚期顶端型病变的表现之一。其余部位的肾小球形态正常，诊断为肾小球顶端型损伤。

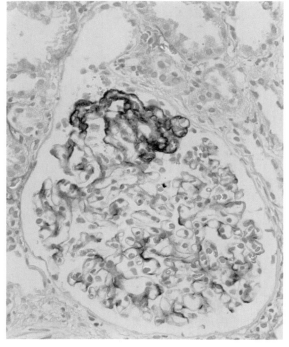

图 6.23　37 岁女性肾病综合征患者的肾活检肾小球。检查方法为免疫过氧化物酶 IgM 染色。早期顶端型病变可见 IgM 在病变部位呈强阳性沉积，系膜区可见 IgM 弱阳性沉积。诊断为早期经典型节段性硬化性肾小球肾炎，即早期经典型局灶性节段性肾小球硬化症。

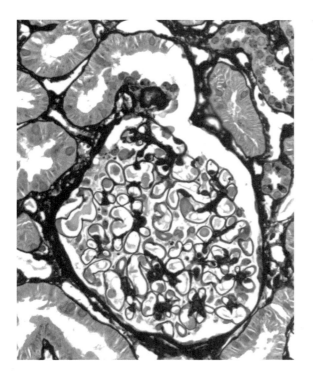

图 6.24 60 岁女性肾病综合征患者肾活检的肾小球。临床上未经治疗肾病即达到缓解。图中显示为顶端型病变，肾小球其余节段正常。诊断为肾小球顶端型病理损伤。

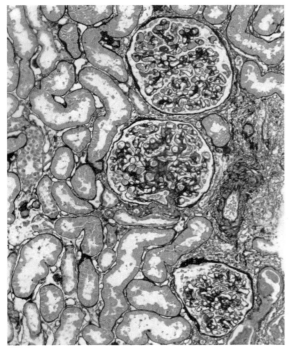

图 6.25 37 岁男性患者肾活检的皮质标本，与图 6.19 中显示肾小球呈顶端型病理改变且范围较大的患者为同一名患者。图中显示肾小球肥大，系膜增生，但该视野下未见节段性病变，也未显示与肾小管衔接处存在病变。图中可见急性肾小管损伤。诊断为早期经典型节段性硬化性肾小球肾炎，也可称为早期经典型局灶性节段性肾小球硬化症。

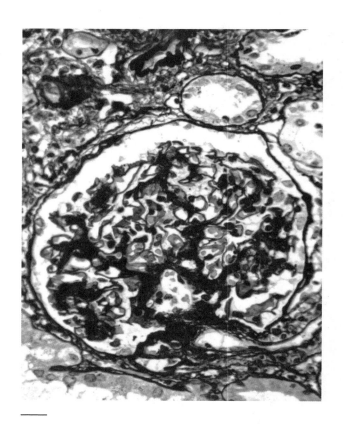

图 6.26　13 岁肾病综合征女性患儿肾活检的肾小球。肾小球外观体积增大，系膜增生，活检的其他区域显示顶端型病变。诊断为早期经典型节段性硬化性肾小球肾炎，也可称为早期经典型局灶性节段性肾小球硬化症。

病综合征为表现的局灶性节段性肾小球硬化症相比，预后相对较好。传统意义上以肾病综合征为表现的局灶性节段性肾小球硬化症通常一经诊断就是晚期阶段，一般都会进展至肾衰竭，对治疗无反应。

偶尔，在肾穿刺只取到少量肾小球或仅有少量几张切片的情况下，病理医师可能观察不到任何节段性病变，但可以看到明显的肾小球系膜扩张，通常伴肾小球体积增大，在免疫组织学检查上可见系膜内 IgM 沉积。这种情况不应该诊断为微小病变型肾病，但又没有满意合适的诊断名称。此类病理改变常会进展为节段硬化性病理损伤，或可称为早期系膜增生形式下的局灶性节段性肾小球硬化，或弥漫性系膜细胞增生，或类似术语。

对病理医师来说，判断肾小球除了顶端病变外其余部分是否完全正常、肾小球是否体积增大、是否存在系膜增生是困难的。因为这些都是主观概念，而正常与否需要主观判断。有一些标本是连病理医师都存有疑虑的。在这些情况下，最好的处理办法是描述这种疑虑，向肾内科临床医师提出建议，提示他们临床进程并不能完全肯定地预测。很多患者能预后良好，但也有一些患者预后不良表现为持续肾病综合征发展至肾功能衰竭。提示预后不良的病理特征如下：

（1）大面积的顶端型病变，侵犯了至少肾小球面积的 1/3。

（2）明确伴有系膜增生。

（3）急性肾小管损伤，累及近端小管面积的 1/4 以上。

符合上述病理表现的越多，不良预后的可能性越大。

有一种名为"哥伦比亚分类"的局灶性节段性肾小球硬化症分类系统，源于纽约哥伦比亚大学。分类中用"局灶性节段性肾小球硬化症顶端型"来涵盖原始定义上的肾小球顶端型病理损伤和早期经典型节段性硬化性肾小球肾炎。这个术语对于病理医师来说十分有用，当他们看到顶端型病变，而无其他节段性病变，但是又无法保证其他部分的肾小球完全正常时就可以应用该诊断。也有人把"肾小球顶端型病理损伤"一词当作"局灶性节段性肾小球硬化症顶端型"的同义词来使用，总之都与最初的肾小球顶端型的定义不同。

6.14 节段性病变不只是发生在与肾小管衔接处

在肾病综合征中，与肾小管衔接处以外的节段性病变是在与肾小管衔接处病变以后发展而来的，是一种相对晚期或更严重的病理损伤状态。如果节段性病变在肾小球的多个部位发生（包括与肾小管衔接处），无论是同一个肾小球的多个不同部位还是多个肾小球的不同部位，都应当诊断为晚期经典型节段性硬化性肾小球肾炎（图 6.27、图 6.28）。为了更便于肾内科临床医师理解，诊断名词晚期经典型局灶性节段性肾小球硬化症又可称为晚期局灶性节段性肾小球硬化症。通常，如果供参考的肾小球数量足够多，切片数量足够，节段性病变往往并不是局灶性的，这也是我们强调节段性病变的重要性的原因。

这种类型的病理改变与教科书对于表现为肾病综合征的局灶性节段性肾小球硬化症的经典描述最为贴合。我们往往没有意识到这种描述指的是这类疾病晚期的状态，它可以通过活检标本中球性硬化占肾小球的比例高、或肾小管萎缩程度重来证实。由于诊断较晚，该病的临床进程通常符合传统观点对治疗无反应、常进展至肾衰竭等这些常见表现。

在哥伦比亚分类系统中，这类病理改变被称为局灶性节段性肾小球硬化症，非特殊型（NOS 型）。尽管这一诊断术语在使用哥伦比亚系统的人群中是最常用的，但它与使用局灶性节段性肾小球硬化这一术语相比并无优势。

临床表现为肾病综合征的典型节段性硬化性肾小球肾炎在部分人群中发病可能与循环因子有关。致病的循环因子可能来自淋巴细胞，对肾小球脏层上皮细胞具有毒性。这一观点的部分证据包括，该病患者接受异体肾移植后肾病综合征可能会复发。其他病因包括肾小球上皮细胞中发现的多种蛋白质的基因遗传学的异常，如肾病蛋白（nephrin）、肾小球足细胞裂隙膜蛋白（podocin）和 α-辅肌动蛋白 4（alpha actinin 4）等。在新生儿和幼儿的肾病综合征患者中基因异常的比例比在年长患儿及成人患者高。

在成人中，典型的节段性硬化性肾小球肾炎可累及所有肾小球，在晚期皮质深处标本中可能有更多的肾小球球性硬化。在儿童，含有节段性病变的肾小

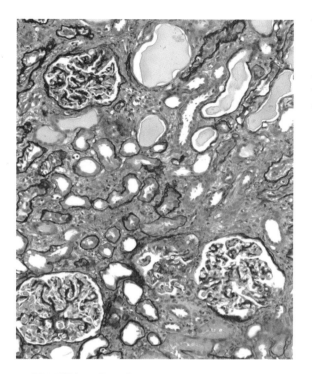

图 6.27　78 岁男性肾病综合征伴急性肾衰竭患者的肾活检皮质标本。可见中等程度的肾小管萎缩，其余小管可见急性损伤。肾小球可见多种病变伴节段性硬化。诊断为晚期经典型节段性硬化性肾小球肾炎，或称为晚期经典型局灶性节段性肾小球硬化症。

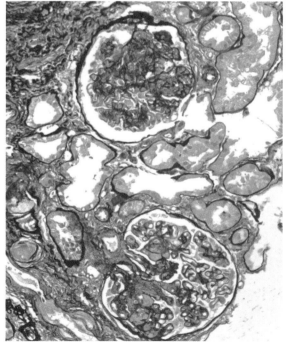

图 6.28　69 岁男性肾病综合征患者的肾活检皮质标本。肾小球可见不同部位、不同面积的节段性损伤。诊断为晚期经典型局灶性硬化性肾小球肾炎，或称为晚期经典型局灶性节段性肾小球硬化症。

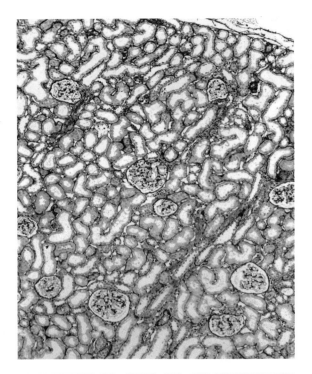

图 6.29　3 岁女性肾病综合征患儿的肾活检浅层皮质标本。肾小球似体积增大，但未见其他病理改变，尤其未见节段性病变。深层皮质图像显示于图 6.30。

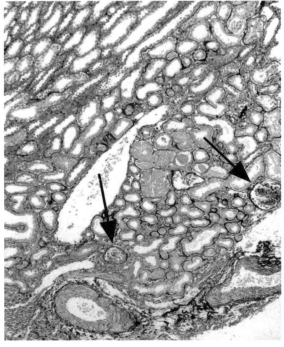

图 6.30　深层皮质和髓质旁弓状动脉的肾活检标本，同样来自图 6.29 中的 3 岁女性患儿。两张图放大倍数相同。有几个肾小球可见节段性硬化（箭头所指）。这是儿童晚期经典型节段性肾小球硬化肾炎的典型表现，也可称为晚期经典型局灶性节段性肾小球硬化症。

球可能仅在皮质深处，所以如果活检标本中未包括皮髓交界处，则可能观察不到这些节段性病变（图 6.29、图 6.30）。

微小病变型肾病不会进展为节段性肾小球硬化疾病。如果发生，微小病变型肾病的诊断可能是不对的，或者还有另一种解释，就是长期使用钙调神经磷酸酶抑制剂这类药物导致的。

临床上，过去还使用过"恶性局灶性节段性肾小球硬化症"这一诊断，是指快速进展型的节段性硬化性肾小球疾病，但这种情况现在一般都会有更为准确的诊断。

6.15　人类免疫缺陷病毒感染及其对肾脏的影响

全世界许多人感染人类免疫缺陷病毒，即 HIV 病毒。这种感染及其最严重的并发症——获得性免疫缺陷综合征或艾滋病（AIDS），能对肾脏产生多种影响。其中一种就表现为肾病综合征，它和一种被称为塌陷型肾小球病的病变有关。这一类型通常包括在局灶性节段性肾小球硬化症中，尽管该类型的肾小球病变通常是弥漫而非局灶的，而且是球性而非节段的。

6.16　塌陷型肾小球病的诊断

尽管并不是所有的 HIV 感染都能在活检前明确或者告知给病理医师，在 HIV 感染者中可能会发现导致肾病综合征的其他疾患，而且并不是所有诊断塌陷型肾小球病的患者都有 HIV 的感染，但病理医师在检查肾病综合征合并 HIV 感染者的活检标本前就应当想到该诊断。该病在活检时通常伴有肾功能衰竭。细小病毒 B19 和双膦酸盐（用于抑制破骨细胞对骨质的重吸收）如帕米膦酸二钠，是导致塌陷型肾小球病的其他常见原因。以前认为是使用海洛因所致的肾小球疾病可能也是由于未被识别的 HIV 病毒感染导致的。

通常建议通过低倍显微镜观察标本来进行初筛。有的小管存在病理改变，有明显的管腔扩张，腔内可见管型，还有些小管可出现胞浆内明显的颗粒变性。肾小球出现毛细血管袢不同程度的塌陷，在塌陷的血管袢外侧可见明显拥挤排列、伴空泡及颗粒变性的脏层上皮细胞，在鲍曼囊腔内可见类似管型样物质（图 6.31、图 6.32）。电镜下 HIV 感染的一个典型特征是在肾小球内皮细胞的内质网中可见胞浆内管状结构聚集，称为管网状小体（tubulo- reticular body）（图 6.33）。这些结构是由 α - 干扰素诱导出现的，不仅见于 HIV 感染，也见于其他疾病，最常见是狼疮性肾炎。

在哥伦比亚分类中，这种类型的病理改变称为局灶性节段性肾小球硬化症塌陷型。另一种类型称为细胞型，同塌陷型病理表现相似或大致相同。

通常，塌陷型肾小球病快速进展至肾衰竭。

6.17　人类免疫缺陷病毒感染引起的其他肾脏病变

HIV 感染人群中发现的塌陷型肾小球病常被称为 HIV 相关性肾病。这一人群由于存在其他感染性疾病及感染后肾脏相关并发症的风险，肾损害的表现也是多种多样的，他们同样也能发生非 HIV 感染者可能发生的一切肾脏损害。载脂蛋白 L1（APOL1）的遗传突变与 HIV 相关性肾病的发生风险增加有关，同时也与其他类型肾病如高血压肾病的发病风险增加有关。

在 HIV 感染者中常见的其他肾脏病理类型还包括膜性肾病、急性感染后肾小球肾炎、IgA 肾病、内皮下膜增生性肾小球肾炎、纤维样肾小球病和溶血 - 尿毒综合征等。上述病变可表现在非 HIV 感染者，但 HIV 感染者可能会有其他的特征，如管网状小体等，而且上述几种病理类型可能会同时发生。HIV 感染者可能会出现类似狼疮性肾炎的病理表现，所有免疫球蛋白在肾小球的多个

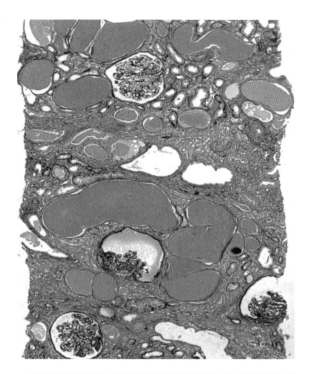

图 6.31 49 岁男性肾病综合征、急性肾损伤伴 HIV 感染患者肾活检的肾皮质。可见多处肾小管管腔扩张，内含管型。肾小球出现不同程度的萎缩，有一些甚至出现固缩硬化。诊断为塌陷性肾小球病。

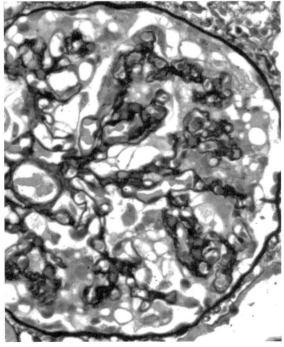

图 6.32 23 岁女性肾病综合征患者肾活检的肾小球。患者无 HIV 感染病史。肾小球可见毛细血管袢塌陷，系膜区消失，上皮细胞增大伴空泡变性。诊断为塌陷性肾小球病。

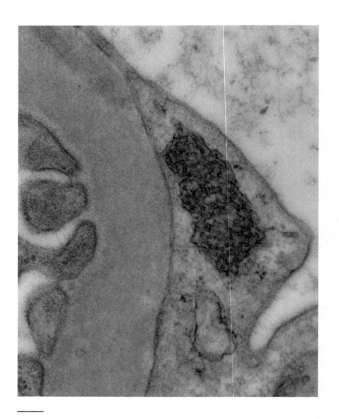

图 6.33　37 岁女性蛋白尿患者肾活检电镜图。图中可见肾小球内皮细胞内的管网状小体。这是 HIV 感染后的常见表现，但也能发生在其他疾病如狼疮性肾炎中。该患者的诊断就是狼疮性肾炎。

部位大量沉积，但缺乏系统性红斑狼疮的血清学和临床特征。另一种病理表现被发现与狼疮样肾炎的表现重叠，明显介于急性感染后肾小球肾炎和膜性肾病之间，表现为系膜区和上皮下免疫复合物的沉积。

用于治疗 HIV 的抗逆转录药物可能对肾脏产生影响，例如造成近端肾小管上皮细胞的损伤。

6.18　病理医师是否被告知肾活检患者有糖尿病？有糖尿病肾病的证据吗？

病理医师可能不知道该肾穿患者有糖尿病史，可能由于疏忽，也可能由于临床肾脏病医师没有意识到这一点。但大多数情况下病理医师还是会被告知患者是否患有糖尿病。

糖尿病肾损害是一个有用的术语，涵盖了糖尿病对肾脏造成的数种影响，包括肾血管、肾小管和肾髓质的病理改变。糖尿病性肾小球病是一个更特异的术语，专指特征性的肾小球病理改变。

有一个准则是：虽然有糖尿病病史且临床有肾脏病表现的患者，通常发生的是糖尿病肾病，但他们也可能是患有其他的肾脏疾病，可独立发生，也能同糖尿病肾病伴发。

6.19　糖尿病患者行肾活检的意义

糖尿病患者行肾活检是基于判断患者病理上是糖尿病肾病还是其他肾脏损害为目的，明确病理性质将影响到临床诊疗。糖尿病患者肾活检标本中非糖尿病肾病的患病率取决于肾内科临床医师的临床决策。如果大多数糖尿病伴临床肾损害的患者都进行肾活检，非糖尿病肾病的发生率较低。如果只选择那些临床上非典型糖尿病肾病表现的糖尿病患者行肾活检，非糖尿病肾病的发生率较高，但同时也会在糖尿病未行肾穿的人群中漏诊一些非糖尿病肾病患者。伴有糖尿病视网膜病变的患者高度怀疑患有糖尿病肾病，而很多肾脏病临床专家建议这类人群不必行肾活检。

肾活检能对肾脏的损伤程度进行评估，提示肾脏的预后。

6.20　糖尿病肾病的诊断

典型的糖尿病肾病很容易诊断。通常肾皮质有广泛的慢性损伤。健存的肾小球体积增大，基底膜增厚，但不像典型的膜性肾病那么厚。系膜基质出现明显不同程度的增多，系膜区内形成圆盘状结构，外围被细胞核环绕，称为Kimmelstiel Wilson 结节（即 K-W 结节）（图 6.34）。这些结节是微动脉形成瘤样扩张后愈合造成的（图 6.35）。结节可持续存在很长的时间，可在萎缩的肾小球中看到，甚至在球性硬化的肾小球中依旧可见（图 6.36、图 6.37）。

在典型糖尿病肾病中，还可以见到位于肾小球及肾脏其他部位的特征性病理表现。肾小球内可以出现嗜伊红的透明样变，当位于肾小球毛细血管簇上时称为透明帽或脂质透明帽，当位于鲍曼囊的内表面时称为囊滴状改变(图 6.38)。小动脉也常可见到明显的玻璃样变（图 6.39），在肾小球的门部入球小动脉与出球小动脉均可受累，这种改变可能仅见于糖尿病中(图 6.40)。尤其在过去，当糖尿病没有得到治疗时，部分肾小管内因糖原聚集，小管细胞看起来会更清晰透明，这种病理改变称为 Armanni Ebstein 损伤（图 6.41），现在已经很少见了。

不太典型的糖尿病肾病，即使没有 K-W 结节的形成，在光镜下通常也可辨认。主要的病理特征是系膜基质增多，系膜区无免疫球蛋白沉积，特别是没有 IgA 的沉积。如果系膜区存在 IgA 沉积，这表明要么是单纯的 IgA 肾病，要

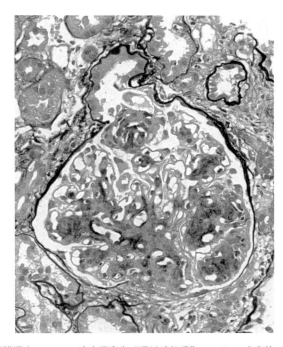

图 6.34 52 岁女性患者肾活检的肾小球。该患者临床表现为肾病范围的蛋白尿伴慢性肾衰竭，有 4 年胰岛素抵抗即 2 型糖尿病的病史。图中可见肾小球系膜区扩张，K-W 结节形成，典型的糖尿病肾病表现。

　　Kimmelstiel（英文发音为 kimul-steel）和 Wilson（正常英文发音）观察研究了 8 位成年死者的肾脏，其中 7 人生前明确诊断有糖尿病。当时的切片资料还留存在波士顿马洛里病理研究所的档案资料里。这两位研究者在肾小球毛细血管组织间（现在称为系膜区）发现了一些透明的团块，他们当时把这些团块称为毛细血管间肾小球硬化症，而未使用"结节"一词［KIMMELSTIEL P，WILSON C. Intercapillary lesions in the glomeruli of the kidney［J］. American Journal of Pathology，1936（12）：83-97］。Nodule 一词起源于拉丁语，意为"小结节"，1948 年首次应用于英文中，而 K-W 结节最早在 1951 年出现，最初是谁首先想到这个词已经很难溯源。在希腊语中，diabetes 这个词意为"通过或虹吸"；mellitus 来自拉丁语，Mell 意为"蜂蜜"，希腊语中 ite 意为"与之相关的或从属于"。

　　Paul Herbert Kimmelstiel（1900—1970）出生于德国汉堡，任职于 Theodor Fahr 所在部门，成为当地的一名病理学家。Theodor Fahr（1877—1945），同 Franz Volhard 医师（1872—1950）共事，他们的肾脏临床病理学研究对推动肾脏疾病认知的发展起到了重要作用，其研究成果最早发表于 1914 年。1934 年，Kimmelstiel 刚着手研究肾小球疾病就被纳粹驱逐出境，被迫离开德国前往美国。Clifford Wilson（1906—1997）在英国伦敦医院取得医师执业资格。1934 年，他作为 Rockefelle 访问学者来到哈佛大学，结识了当时在马洛里学院担任讲师的 Kimmelstiel。

　　而后，Kimmelstiel 曾在美国的数座城市担任病理学家的工作，分别于 1958 年在密尔沃基、1966 年在俄克拉何马城担任病理学系教授。实际上早在 1946 年，他就是拟接替 Fahr 在汉堡职位的五名候选者之一，但遗憾的是，他是唯一一个在任命过程中被除名的人。Wilson 于 1946 年接替 Arthur William Mickle Ellis（1883—1966）成为伦敦医院的医学教授。Ellis 创立了一套肾脏疾病的分类系统，影响多年。在这套分类系统里，只有两类肾炎：一类发病急，病程短，可痊愈；另一类隐匿起病，病程长，预后不良。但 Ellis 并非表示只有两种肾脏疾病，因为他将其他肾脏疾病如急性局灶性肾炎、淀粉样变性、原发性高血压等区分了出来（ELLIS A. Natural history of Bright's disease. Clinical，histological and experimental observations［J］. Lancet，1942（1）：1-7，34-36，72-76）。

　　Ellis 的理念受到 Dorothy Stuart Russell（1895—1983）的影响。Dorothy Stuart Russell 在成为一名著名的神经病理医师之前，从事的是肾脏疾病的研究，她于 1929 年发表了关于肾脏疾病类型的文章，这类疾病后来被称为布莱特病（Bright 病）。病理医师用布莱特病来表示肾脏的慢性非化脓性炎症。Russell 预测了类型以外存在其他肾脏疾病类型，表明该分类系统还需要进一步整理和完善。

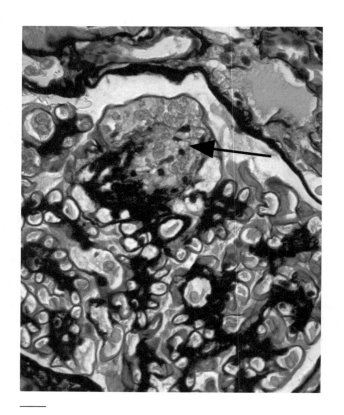

图 6.35　58 岁男性患者肾活检的肾小球。患者临床表现为肾病范围的蛋白尿伴慢性肾衰竭，有 10 年胰岛素抵抗即 2 型糖尿病病史。图中可见系膜增生，呈微血管瘤样扩张（箭头所指）。这种类型的损伤修复后将形成 K-W 结节。

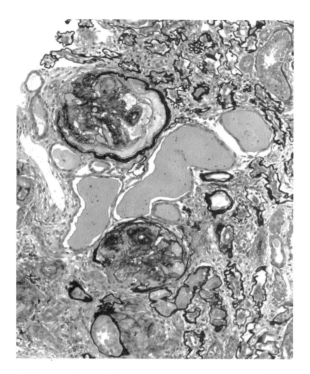

图 6.36　48 岁女性患者肾活检的肾皮质标本。患者临床表现为肾病综合征、慢性肾衰竭，且有多年胰岛素抵抗即 2 型糖尿病病史。图中可见弥漫的慢性肾脏损害，肾小球可见球性硬化，但糖尿病性肾小球病变的晚期损害，如 K-W 结节形成，仍清晰可见。

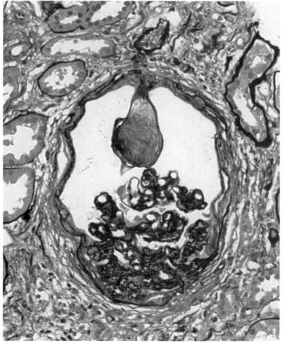

图 6.37　66 岁女性患者肾活检的肾小球。患者临床表现为肾病范畴的蛋白尿，有 8 年胰岛素抵抗即 2 型糖尿病病史。图中可见肾小球严重的缺血皱缩，仍可见 K-W 结节，在尿极处可见球囊粘连。

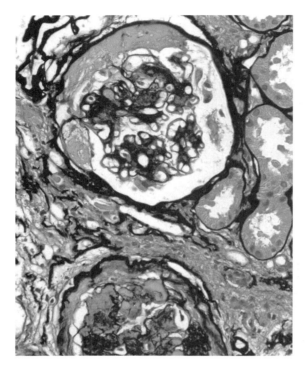

图 6.38　58 岁女性患者肾活检的肾小球。该患者临床表现为蛋白尿及慢性肾衰竭，有胰岛素抵抗即 2 型糖尿病的病史。可见毛细血管袢内玻璃样变，包括球性硬化的肾小球内也能见到此类改变。在未球性硬化的肾小球鲍曼氏囊内侧，可见大面积的囊滴状改变。

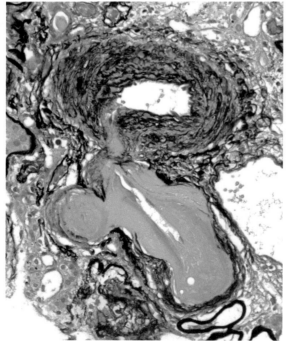

图 6.39　58 岁女性糖尿病肾病患者（与图 6.38 为同一患者）肾活检的肾皮质。小动脉可见严重的玻璃样变。

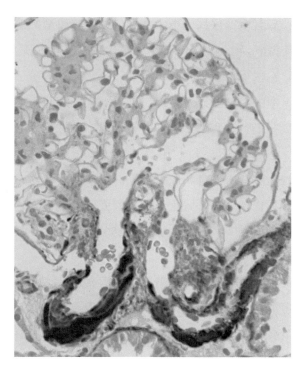

图6.40 54岁女性患者肾活检的肾小球。该患者临床表现为肾病综合征，有胰岛素抵抗即2型糖尿病病史。图中用免疫过氧化物酶法检测补体C9，结果显示在肾小球门部的入球及出球小动脉均有玻璃样变，此为糖尿病肾病损害的特征性表现。

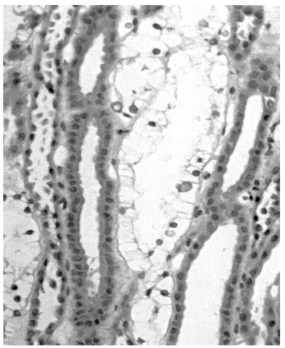

图6.41 12岁女性患儿肾活检的外髓质。该患儿临床表现为蛋白尿，有8年胰岛素缺乏即1型糖尿病病史，血糖控制差。部分肾小管，很可能是近端小管的直部，可见包含糖原的透明样细胞的排列，即所谓的 Armanni Ebstein 损伤。此类型损伤以 Luciano Armanni（1839—1903）和 Wilhelm Ebstein（1836—1912）的名字命名。Armanni 的发音为 ar-man-ee，他是意大利那不勒斯的病理医师，在他晚年自己也患上了糖尿病，他是在1872年于尸检的肾组织中首次观察到这种病理改变的。Ebstein 的发音为 eb-stine，他是一名德国内科医生，在1882年独自观察到了这种病理改变。

么是 IgA 肾病合并了糖尿病肾病，后者在糖尿病中更为常见，并且有典型的糖尿病肾病的病理特征。在糖尿病肾病中，可见 IgG 沿肾小球基底膜呈线性沉积，但没有补体沉积（图 6.42）。

在正常或接近正常的肾组织标本中，电子显微镜检查是显示糖尿病肾病早期表现的必要手段，电镜下的表现是肾小球基底膜的均匀增厚（图 6.43、图6.44）。

尽管根据肾小球病变的严重程度对糖尿病肾病进行分类的体系已经建立，但肾小管萎缩程度和其他慢性病理损伤，及其随肾小球病变程度的同步进展，是更有价值的预后预测指标。这可以通过如衡量慢性损伤指数（ICD）等方法来进行评估（图 5.6）。

通常，如果活检的适应证是肾病综合征，病因是糖尿病肾病，这一诊断是立即能得到证实的。如若不是，可能是其他诊断，例如膜性肾病等。

糖尿病肾病可能是血液中持续高浓度葡萄糖刺激导致晚期糖基化终产物形成的结果。它导致了系膜基质和肾小球基底膜成分的增加，降解减少。

糖尿病肾病表现出进展至肾衰竭的高风险，也使得因心血管事件，尤其是心肌梗死导致死亡的风险增高。

6.21 糖尿病肾病的鉴别诊断

肾小球内出现系膜结节状硬化也可见于除糖尿病肾病以外的其他疾病。

类似糖尿病肾病，肾小球内出现结节状硬化的最常见的疾病是轻链型肾小球病，或称为结节状轻链肾小球病（图 6.45）。提示该诊断的线索是行肾活检的患者无糖尿病病史，并且有免疫球蛋白的异常，这一点有可能在肾穿前尚未发现。免疫组织学方法进行轻链 κ 和 λ 的染色显示单克隆轻链在肾小球和肾小管基底膜上阳性沉积（图 6.46、图 6.47）。以单克隆κ 链阳性多见。

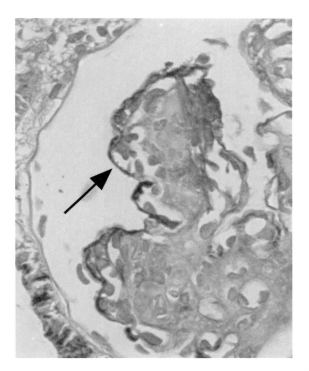

图 6.42　52 岁女性患者肾活检的肾小球。该患者糖尿病肾病变的病理表现展示在图 6.34 中。此图是用免疫过氧化物酶法检测 IgG，显示 IgG 沿肾小球基底膜呈线样沉积（箭头所指），这种表现只在部分糖尿病肾病中出现。在肾小球源性蛋白尿的患者中，近端小管上皮细胞内可见 IgG 颗粒样沉积。

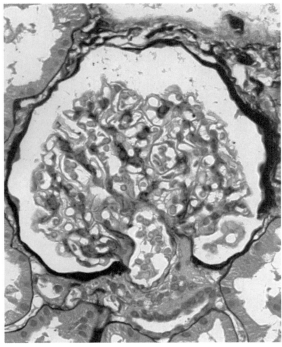

图 6.43　18 岁女性患者肾活检的肾小球。该患者临床表现为蛋白尿，有 7 年胰岛素缺乏即 1 型糖尿病的病史。肾小球接近正常，只见到少许系膜区扩张，提示早期糖尿病肾病，需要电镜确诊（图 6.44）。

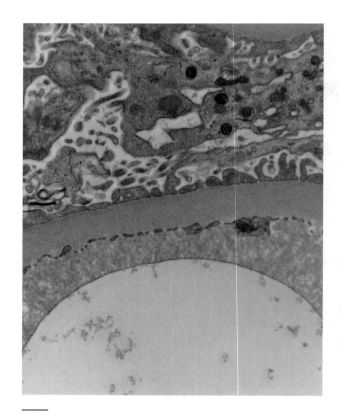

图 6.44　肾活检标本中部分肾小球基底膜的电镜图。活检标本取材于一名 46 岁女性肾病综合征患者，该患者有 7 年胰岛素缺乏即 1 型糖尿病病史。图中可见基底膜厚度为 700~900 nm，超过正常基底膜厚度的两倍。从而确诊糖尿病肾病早期病变。相同放大倍数下正常基底膜厚度展示在图 6.6 中。

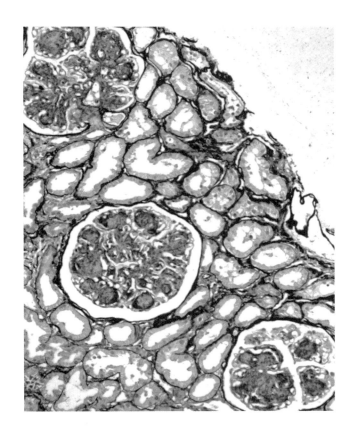

图 6.45　图中所示为 60 岁男性肾病综合征患者肾活检的肾皮质标本。表面上看很像糖尿病肾病，但实际诊断是轻链型肾小球病。该患者无糖尿病病史，在活检后被诊断患有骨髓瘤。尿本周氏蛋白阳性，为单克隆 κ 轻链的二聚体；血清中检出 IgG-κ 型的副蛋白。

尽管尿中单克隆轻链被称为本周氏蛋白（Bence Jones protein），按常规发音为 benss 和 jones，实际应当被称为周氏蛋白（Jones protein）或 MacIntyre 蛋白（MacIntyre protein）。Henry Bence Jones（1813—1873），他的名字里没有连字符，人们就叫他 Jones。他的外祖父叫 Bence Bence。Jones 在英国伦敦圣乔治医院获得行医资格，并在那里成为一名住院医生，同时对现代的临床化学专业产生了兴趣。1847—1848 年，他发布了一名男性患者尿中异常蛋白的研究，该患者首次就诊于 1844 年，当时年龄在 45 岁左右，表现为我们现在称为的病理性 / 非创伤性肋骨骨折，而后该患者骨痛不断加重，死于 1845 年，经治医生是 Thomas Watson 和 William MacIntyre（1791/2—1857）。尿液的异常当时是被 MacIntyre 医生发现的，于是 Watson 医生立即写信给 Jones 医生，问他该患者尿液里的这种受冷呈半固态、加热后又溶解的物质到底是什么。

该患者在就诊后不久就死亡了。Shaw 先生对该患者实施了尸检，发现他的骨头又软又脆，称为骨软化。无论是否用放大镜，该肾脏看上去都是正常的。当时一位对病理学感兴趣的眼科医生 John Dalrymple（1803—1852）用显微镜检查了死者的骨骼，而没有检查肾脏，结果发现骨骼被我们现在所认为的恶性浆细胞广泛浸润。于是在 1873 年 "骨髓瘤" 这个名词诞生了，而它与尿本周氏蛋白之间的关系在 1889 年被提出。大约 4/5 的骨髓瘤患者会有本周氏蛋白的表现，但很少发生肾病。

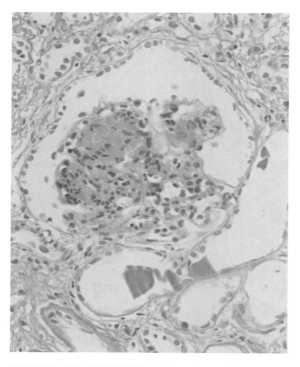

图 6.46　61 岁男性患者肾活检的肾小球。该患者临床表现为急性肾损伤，骨髓瘤，血和尿中均可检出单克隆 λ 轻链。图中可见结节样外观，免疫过氧化物酶染色法检测 κ 轻链阴性。λ 轻链染色结果如图 6.47 所示。

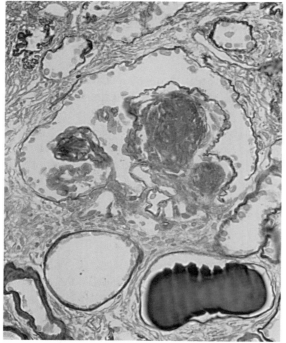

图 6.47　图 6.46 中的男性 61 岁患者肾活检的肾小球。用免疫过氧化物酶染色法检测 λ 轻链，可见系膜区、肾小球的基底膜、肾小管的基底膜以及小管内的管型均为强阳性沉积。可以确诊轻链型肾小球病。

在轻链型肾小球病中出现的结节通常大小一致，而且大多数肾小球的病变表现类似，但在糖尿病肾病中肾小球内的结节通常大小不一，各个肾小球的表现也不一样。在轻链型肾小球病中，免疫组织学检查通常可以看到结节内大量补体沉积，这也是糖尿病肾病中所没有的；电镜下通常可见电子致密物在肾小球基底膜的内侧面 / 内皮下呈线样沉积（图 6.48）。

淀粉样变性也能表现为类似结节样的病理外观，但特征性的刚果红染色阳性有助于鉴别（图 6.49）。

结节状硬化也可以发生于晚期内皮下膜增生性 / 系膜毛细血管性肾小球肾炎（图 6.50）中。在这种情况下，经 PAMS 染色可见肾小球基底膜"双轨征"的表现，这是糖尿病肾病所没有的。

一般在没有糖尿病，也没有上述其他疾病的情况下，结节状肾小球硬化是非常少见的，但在长期吸烟的高血压患者中有过报道。

6.22　病理医师是否被告知肾活检患者有系统性红斑狼疮？是否有狼疮性肾炎的证据？

系统性红斑狼疮几乎都是在肾活检之前就被临床诊断的。如果没有，在对标本进行检查之前，对任何年轻女性肾病综合征患者或任何具肾活检适应证的年轻女性患者，病理医师都应将狼疮性肾炎作为一个可能的诊断。虽然狼疮性肾炎可能发生在任何性别和任何年龄，但到目前为止，年轻女性是该病最常见的群体。

狼疮性肾炎诊断起来很容易，但大多数情况下，对病理医师来说病理上是复杂而困难的，因为在病理上它有复杂的分类系统。

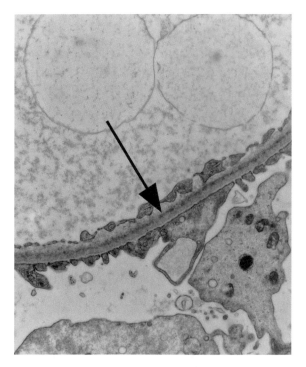

图 6.48 44 岁女性蛋白尿伴肾衰竭患者肾活检肾小球基底膜的电镜图。可见电子致密物线样沉积（箭头所指），提示轻链型肾小球病。在肾活检后，该患者的血清和尿液中也检测出单克隆 κ 轻链阳性。

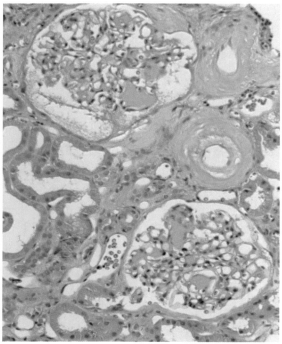

图 6.49 67 岁男性慢性肾衰竭合并骨髓瘤患者肾活检的肾皮质。可见肾小球内结节样改变，刚果红染色阳性提示淀粉样变性。

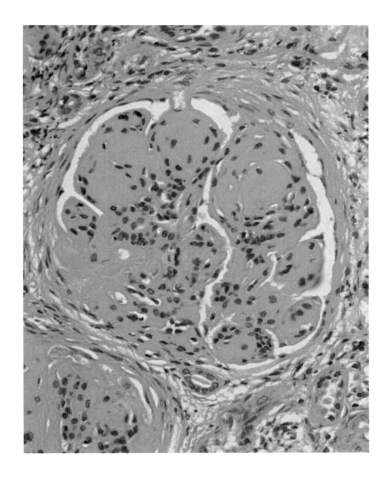

图 6.50　22 岁男性血尿、蛋白尿患者肾活检的肾小球，可见结节状硬化形成。PAMS 染色下可见基底膜"双轨征"形成，同时可见内皮下膜增生性肾小球肾炎的其他表现。

　　英国伦敦盖伊医院的 Gordon 博物馆内有 3 个肾脏标本，其中 2 个肾脏疾病的诊断都是内皮下膜增生性肾小球肾炎。该病在此之前就已经被 Bright 报道过。Bright 多年来因布莱特病这个分类系统应用于临床肾脏病而备受尊重（图 6.34）。Richard Bright（1789—1858），姓氏遵循常规英文单词的发音习惯，出生于英国布里斯托尔，在爱丁堡取得医师执业资格，同 Addison 和 Hodgkin（他们也有以他们名字命名的疾病）同时期在盖伊医院成为一名住院医生。1827 年，Bright 撰写了一本名为《医疗病例报告——通过病患的解剖来阐述疾病的症状和治疗》的书籍的第一卷，阐述了水肿（后来又称为全身性浮肿）与蛋白尿及肾功能损害之间的关系，区分了肾源性水肿、心源性水肿和肝源性水肿。Gordon 博物馆内的第三个肾脏展示的是继发于肺结核的淀粉样变性。

6.23　系统性红斑狼疮患者行肾活检的意义

没有临床肾脏损害的狼疮患者几乎很少进行肾活检。当狼疮患者出现临床肾脏病时，肾活检的价值是确定是否是狼疮性肾炎（尽管其他类型的肾损害少见）及其病理类型，并对疾病严重程度、活动性病变及慢性病变比例进行评估，从而为临床诊疗提供决策支持。影响预后的指标之一是慢性化损伤的程度，可以用如慢性损伤指数评分（ICD）的方法进行评估（图5.6）。

重复肾活检或许在狼疮性肾炎中比其他疾病常见。如果出现复发性临床肾脏疾病或其临床特征有其他改变，都是重复肾活检的指征。狼疮性肾炎在两次活检之间可以发生病理类型的改变，新的病理表现会影响诊疗。

6.24　狼疮性肾炎的诊断

狼疮性肾炎可以导致肾小球出现几乎任何病理改变，也能出现几乎任何病理改变的组合。在一个没有提供系统性红斑狼疮病史的病理标本中观察到几种肾小球病变的组合，病理医师应警惕狼疮性肾炎的诊断。类似的病理改变还可以在混合性结缔组织病中看到，该病可能会有类似系统性红斑狼疮、硬皮病或系统性硬化症和多发性肌炎等多种疾病的临床特征。

病理医师应该评估慢性损伤的程度，范围可以从没有到弥漫（图6.51、图6.52）。狼疮性肾炎中常见的肾小球病理表现为膜性肾病，不同程度的系膜扩张，内皮下膜增生样或系膜毛细血管样损伤伴基底膜"双轨征"形成，血管炎形式的节段性损伤（图6.53—图6.57）。当肾脏疾病活动时，肾间质常见混合炎症细胞浸润，并有肾小管的急性损伤（图6.57）。血管内偶见血栓性微血管病样改变，表现为微小动脉内血栓栓塞和纤维素样坏死，小动脉可见疏松同心圆样排列的血管内膜增厚（图6.58）。

狼疮性肾炎行免疫组织学检查常见肾小球内各种免疫球蛋白强阳性沉积，

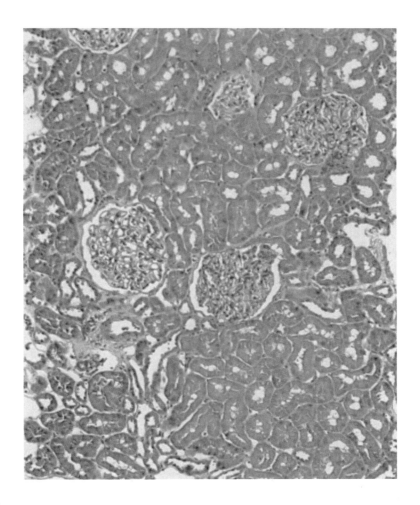

图 6.51　21 岁女性患者肾活检的皮质标本。该患者临床表现为肾病综合征，系统性红斑狼疮已经治疗了 2 年，目前出现临床病情的再次活动。图中未见急性或慢性肾小管损伤。肾小球为单纯膜性肾病样改变，作为狼疮性肾炎的一个病理类型。

　　在拉丁语里，单词 lupus 是狼的意思。在英语里，这个单词意为皮肤溃疡，已经被使用了好几个世纪。早在 1590 年 Barrough 对该病就已经有了详尽的描述："lupus 是一种恶性溃疡，会迅速吞噬掉正常组织；它非常饥饿，就像狼见了羊一般"。不同类型的溃疡逐渐被认识，如肺结核引起的寻常狼疮等。系统性红斑狼疮这个名字正是基于此才出现的，而不是其他假设的起源，比如有一种说法是说发病时面部皮疹看起来与狼脸相似。

　　据报道，系统性红斑狼疮是导致美国作家 Mary Flannery O'Connor（1925—1964）、进行过 2 次肾移植的菲律宾统治者 Ferdinand Emmanuel Edralin Marcos（1917—1989）肾衰竭和死亡的病因。英国工党领导人 Hugh Todd Naylor Gaitskell（1906—1963）56 岁时因系统性红斑狼疮病情急性加重，导致急性肾损伤，尽管前一夜还在行透析治疗，第二天因病不治在伦敦米德尔塞克斯医院去世。

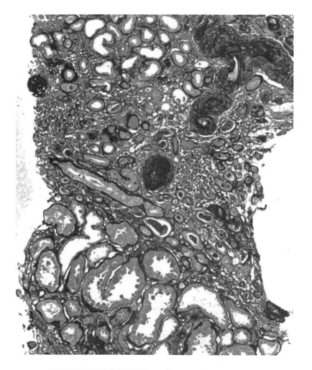

图 6.52　52 岁女性患者肾活检的皮质标本。该患者临床表现为血尿、蛋白尿、慢性肾衰竭，有 12 年系统性红斑狼疮的病史。图中可见严重的晚期损伤，表现为几乎每个肾小球都球性硬化了。

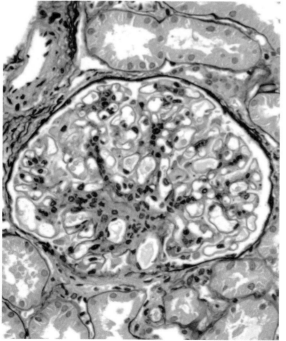

图 6.53　39 岁女性患者肾活检的肾小球。该患者临床表现为血尿、蛋白尿，有短时间系统性红斑狼疮的病史。可见轻度系膜区扩张的狼疮性肾炎表现。

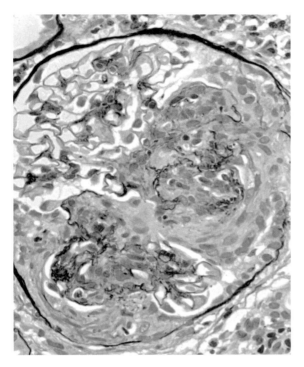

图 6.54　40 岁女性患者肾活检的肾小球。该患者临床表现为肾病综合征、血尿、高血压、急性肾损伤，有超过 10 年系统性红斑狼疮的病史，但过去没有肾脏受累。狼疮性肾炎病理表现为界限清晰的节段性血管炎性损伤，伴毛细血管袢基底膜断裂，鲍曼囊内细胞增生。

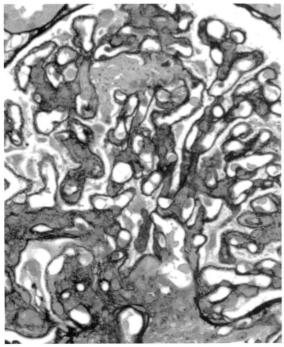

图 6.55　23 岁女性患者肾活检的肾小球。患者临床表现为血尿、蛋白尿，有 4 年系统性红斑狼疮治疗的病史，目前临床再次出现病情活动。图中可见为以基底膜"双轨征"形成为特征的膜增生性表现、膜性肾病表现以及早期节段性血管炎性损伤，可见毛细血管内血栓、血管袢断裂的组合表现。

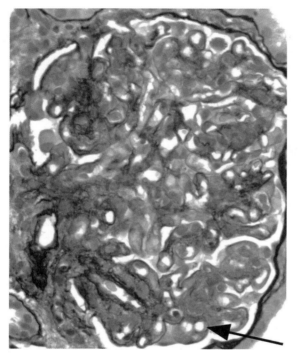

图 6.56 45岁女性患者肾活检的肾小球。患者临床表现为肾病综合征，急性肾损伤，经过9年的治疗目前系统性红斑狼疮临床病情再次活动。图中表现为内皮下膜增生性肾小球肾炎，即可见内皮下免疫复合物（箭头所指）沉积，形成所谓的"白金耳"，采用这个名词是因为这个结构看起来类似于微生物学中用来在培养皿上接种微生物的接种环。

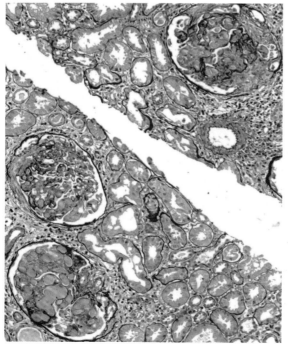

图 6.57 22岁女性患者肾活检的肾皮质标本。该患者临床表现为肾病综合征，急性肾衰竭1年前开始系统性红斑狼疮的治疗，但目前临床再次出现病情活动。狼疮性肾炎图中表现为急性间质性肾炎，不同程度的系膜区扩张，处于活到期及恢复期的肾小球血管炎性损伤，肾小球可见毛细血管内大的实体病变，被称为透明栓塞，它们主要成分是免疫复合物的聚集而非真正的血栓。

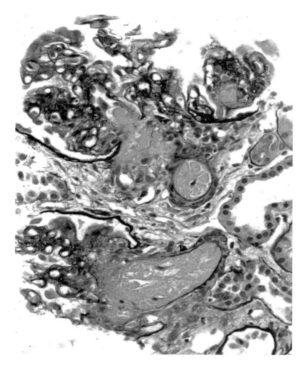

图 6.58 19 岁女性患者肾活检的肾皮质
标本。该患者临床表现为急性肾损伤、
血尿、蛋白尿，系统性红斑狼疮治疗 5 年
后复发。狼疮性肾炎图中表现为血栓性
微血管病，即微小动脉内血栓栓塞及纤
维素样坏死。

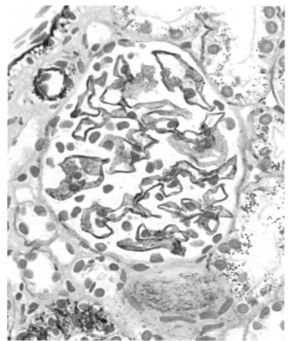

图 6.59 44 岁女性患者肾活检的肾小球。
患者临床表现为肾病水平的蛋白尿，系
统性红斑狼疮缓解数年后再次出现病情
活动。用免疫过氧化物酶染色的方法检
测 C9，结果提示膜性肾病的表现，即图
中可见毛细血管袢外侧弥漫均一、细小
颗粒样沉积。

分布方式取决于病理改变的类型（图 6.59—图 6.62）。IgG 在系膜区的沉积通常可以作为狼疮性肾炎诊断依据，因为很少有其他疾病有这个表现。在膜性肾病中发现有 IgA 的沉积是另一条提示可能存在狼疮性肾炎的证据。如果疾病发展至晚期或血清学处于非活动状态，也可能会出现很少或没有免疫球蛋白沉积的情况。

狼疮性肾炎的电镜检查可以确认免疫复合物在肾小球中的沉积分布。肾小球内皮细胞常可见到管网状小体（图 6.33）。

系统性红斑狼疮存在许多免疫学的异常，但原因尚不完全清楚。同许多免疫相关疾病一样，发病与 HLA 抗原分子有关，特别是 HLA Ⅱ 类分子抗原。有一种致病机制是凋亡细胞的碎片没有以正常的方式被清除，从而导致了对核抗原，尤其是核小体的免疫反应。核小体是一种带正电荷的组蛋白与脱氧核糖核酸形成的复合物。循环组蛋白或核小体可以附着在带负电荷的肾小球基底膜上，从而让针对这些抗原的抗体沉积在肾小球中；也可能是循环免疫复合物沉积在肾小球内。

即便使用了狼疮性肾炎的病理分类系统，病理医师应该对狼疮性肾炎的病理改变进行描述。纵使分类系统改变，客观描述总是最实用的。

6.25 狼疮性肾炎的分类

狼疮性肾炎有数种分类系统，主要由世界卫生组织（WHO）颁布。经由这些系统衍生而出的是国际肾脏病协会及肾脏病理协会（ISN/RPS）在 2003 年公布、2018 年部分修订的分类系统。这些举措的目的是确保狼疮性肾炎报告的一致性。任何系统分类都有局限性，主要问题如下：

（1）系统更新换代。WHO 的分类系统每隔几年就会修改一次，旧的版本就被废弃。分类的改变可能意味着病理医师和临床医生使用的是不同系统，例如基于旧系统的治疗试验结果可能并不适用于新系统。

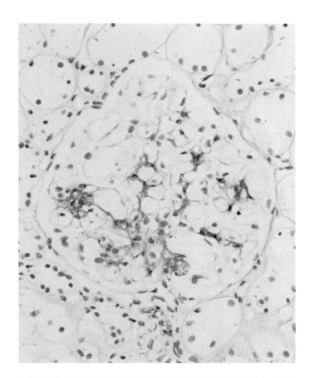

图 6.60　39 岁女性狼疮性肾炎患者（与图 6.53 为同一患者）肾活检的肾小球。图中以免疫过氧化物酶染色法检测 IgG，显示仅在系膜区沉积。

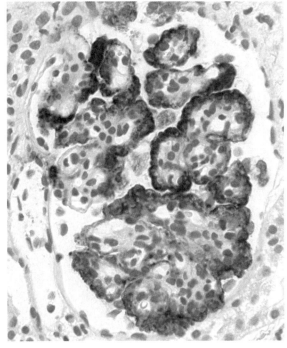

图 6.61　32 岁男性患者肾活检的肾小球。患者临床表现为肾病综合征，肾衰竭，系统性红斑狼疮临床缓解 2 年后病情再次活动。图中以免疫过氧化物酶染色法检测 C9，可见内皮下强阳性沉积。

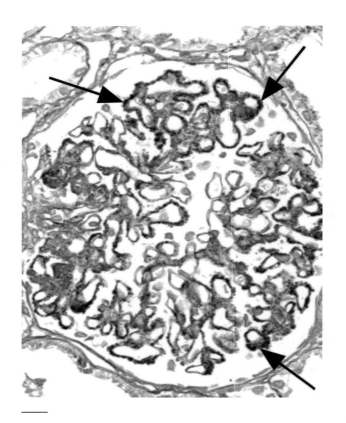

图 6.62　23 岁女性狼疮性肾炎患者（与图 6.55 为同一名患者）肾活检的肾小球。图中以免疫过氧化物酶染色法检测 IgG，可见系膜区、许多毛细血管袢外侧（呈膜性肾病样损伤）、部分毛细血管袢内侧沉积（箭头所指）。

（2）病理医师不能从基本定义理解分类系统中数字代表的含义。在缺乏相关知识背景的情况下，如 1 型糖尿病、Ⅲ型狼疮性肾炎等这些术语的含义是不明确的。

（3）在狼疮性肾炎中，肾小球常表现出两种以上的病理损伤，而且标本中不同肾小球之间可能存在明显差异。一个数字可能不能准确地反映各种病理改变的组合，病理医师也可能无法仅从数字重建特定标本的病理表现。即使分类系统允许使用多个数字，这种问题也客观存在。

（4）病理医师使用的系统可信度及可重复性不高。在某些方面，ISN/RPS系统比 WHO 系统的可重复性更好，但应用中仍缺乏一致性。

（5）基于数字体现的系统存在一种暗示，即意味着在疾病严重程度上或时间进程上有一个从低到高的递进过程。这与癌症的分期系统类似。部分病理医师默认，在一个分类中，最高的数字就是最严重的情况。

（6）在对狼疮性肾炎的活检标本进行数字分类时，只把肾小球的病理改变作为考虑因素。而实际上其他的病理特征，例如血栓性微血管病的表现，可能更为重要。

（7）大多数狼疮性肾炎的分类系统过于烦琐，并不是基于与临床诊疗和预后相关的客观证据。

（8）分级，基于半定量法或评分系统，它通常是对某项指标的百分比进行评估，再纳入分类系统。这给一些实际上是主观的评判披上了一件看似科学及精确测量的外衣，而且对病理医师来说简单易行，但总体而言重复性很差，只用于最粗略的统计分析。

6.26　狼疮性肾炎 2003 年 ISN/RPS 分类系统及 2018 年修订版

并非所有病理医师都应理解分类系统。但在应用分类系统时，病理医师应该遵循其指南，并在报告中明确写明应用的是哪种分类系统。

下面给出狼疮性肾炎 2003 年 ISN/RPS 分类，并对每一类进行阐述，相应地也对 2018 年所做的修订进行介绍。

Ⅰ型轻微系膜性狼疮性肾炎。肾小球光镜下几乎正常，但免疫组织学检查可见系膜区免疫复合物沉积。如果完全没有任何异常，则不能诊断狼疮性肾炎，更不需要分类。

Ⅱ型系膜增生性狼疮性肾炎。系膜细胞增殖，系膜基质增多，伴系膜区免疫复合物沉积（图 6.53、图 6.60）。

Ⅲ型局灶增生性狼疮性肾炎。这里的"局灶"是指标本中小于 50% 的肾小球存在病理损伤。通常是节段性的，偶见球性的；可见处于活动期或恢复期的血管炎性损伤。在活动期，表现为以下病理特征的不同组合：毛细血管内血栓栓塞或免疫复合物的聚集、毛细血管袢内细胞的增殖和变性、肾小球基底膜的断裂以及鲍曼囊内细胞增生（图 6.54）。

鲍曼囊内细胞增生通常被称为新月体，但是需要增生到多少个细胞才能形成新月体是很主观的。这一点从 2003—2018 年对新月体定义的改变就可以看出。2003 年，新月体的定义是细胞占据鲍曼囊周长的 25% 以上；到 2018 年，新月体的定义更改为细胞占据鲍曼囊周长的 10% 以上。这假定了病理医师可以精确地区分 10% 和 11%，但这似乎是不可能的。新月体的病变通过纤维化愈合，在鲍曼囊内产生了不同比例的细胞和纤维。损伤的修复形成边界清晰的节段性硬化区域，以及肾小球毛细血管丛和鲍曼囊之间的部分。

Ⅲ型狼疮性肾炎通常伴随节段性内皮下免疫复合物沉积。2003 年的分类中，Ⅲ型进一步分类为Ⅲ（A）类，即活动性病变；Ⅲ（C）类，即愈合的、慢性的、不活动的病变；Ⅲ（A/C）类，即混合性病变。2018 年修订版中不再沿用。

Ⅳ型弥漫增生性狼疮性肾炎。节段性或球性病变累及标本中至少 50% 的肾小球。在该型中节段性定义为病变不及肾小球毛细血管袢的一半。这种节段性病变通常是典型的血管炎性损伤，比Ⅲ型中病变分布更广泛，但在其他方面相似。在 2003 年分类中Ⅳ型进一步分类为Ⅳ（S），即弥漫节段性；Ⅳ（G），即弥漫球性。这种细分由于被认为重复性差且缺乏临床意义，在 2018 年修订版中不再对此进行区分。弥漫球性形式的病变通常表现为内皮细胞和系膜细胞增殖，通常为内皮下膜增生性或系膜毛细血管性的病变（图6.55—图6.57、图6.61、图6.62）。通常有广泛的内皮下免疫复合物沉积，常称为"白金耳"样病变，有时这是主要的病理表现（图6.56）。Ⅳ型狼疮性肾炎活动性病变修复导致节段性或球性硬化的产生。2003年版本中的亚类Ⅳ-G（A）或Ⅳ-S（A）、Ⅳ-G（A/C）或Ⅳ-S（A/C）、Ⅳ-G（C）或Ⅳ-S（C）在2018年修订版中也不再沿用。

Ⅴ型膜性狼疮性肾炎。可见上皮下免疫复合物沉积，伴/不伴系膜区的病理改变（图6.51、图6.59）。这种病理损伤可以在Ⅲ型或Ⅳ型中伴随发生，但同其他类型一样，Ⅴ型只有在50%以上的肾小球受累、每个受累肾小球的病变面积达到50%以上，且是膜性肾病类型的损伤时才能诊断（图6.55、图6.62）。

Ⅵ型晚期硬化性狼疮性肾炎。至少90%的肾小球出现球性硬化（图6.52）。

针对2003年ISN/RPS分类的一项统计表明，Ⅳ型是迄今为止最常被使用的分型，使用的频率比WHO分类要高得多。对活动度和慢性化的评估在不同的病理医师间重复性很差。肾小球活动性病变的病理特征是毛细血管内细胞增多、白细胞浸润、核破裂（称为核碎）、血栓栓塞、基底膜破裂、细胞性新月体、内皮下免疫复合物沉积和管腔内免疫复合物聚集。肾小球慢性化的病理特征是节段性或球性硬化、纤维性球囊粘连以及纤维性新月体形成。其中一些病理表现，再加上一些球外病理表现如间质炎症、肾小管萎缩、肾间质纤维化，共同组成了一个在2018年被推荐的评分系统，该评分系统基于受累肾小球或小管或皮质的百分比进行评分，每一项评分范围从0到3分。

活动性狼疮性肾炎通常对免疫抑制治疗有反应，但有些类型治疗困难，特别是Ⅲ型和Ⅳ型中的节段性血管炎性损伤和Ⅳ型球性膜增生性的病变。至于任何类型的晚期病变，则同其他肾脏疾病一样，都很难得到改善。

6.27　肾小球是否异常？是淀粉样变性吗？

淀粉样变性通常是成人肾活检标本中的一个意外发现，儿童中没有。如果没有考虑到这点，没有要求进行特异性染色，淀粉样变性很可能被忽略。正因如此，再加上淀粉样蛋白是少数几种通过简单染色就可以被识别的物质之一，所以在每个成人肾活检标本中将刚果红作为常规染色是完全合理的（图6.63）。

6.28　淀粉样变性的诊断

淀粉样变性很容易诊断。只要有一个肾小球就可以进行诊断，即使标本中没有肾小球也可以诊断（图4.5）。

光镜下可有各种形态的表现，但通常都表现为系膜区及基底膜在伊红染色下不易着色的、非细胞性物质的填充及扩张（图6.64）。该物质在PAMS染色下可被染成黑色，通常在切片上有从肾小球毛细血管袢向外突出的"钉突"或"睫毛征"，形态上与膜性肾病的"钉突"不同，因为在淀粉样变性中，这种"毛刺"显得更长、更粗，并且容易聚集成团，而不是在整个肾小球中均一分布（图6.65）。与肾小球中相似的物质沉积还常可见于小血管壁、肾小管的基底膜和肾间质。

该病经由刚果红染色可以确诊。当观察刚果红染色的切片时，需要已知含有淀粉样蛋白的切片作为对照。

在常规光学显微镜下，依据淀粉样蛋白的含量、切片的厚度和刚果红染色技术的不同，淀粉样蛋白呈现不同程度的红色（图6.63）。比常规3 μm更厚一点的切片有助于淀粉样蛋白的观察研究，特别是在标本中淀粉样蛋白含量较少的情况下（图6.66、图6.67）。少量的淀粉样蛋白可能会被漏诊，在以肾病综合征为临床表现的情况下，诊断可能会被认为是微小病变型肾病。

并不是所有刚果红染色阳性的物质都是淀粉样蛋白，例如正常动脉的内弹

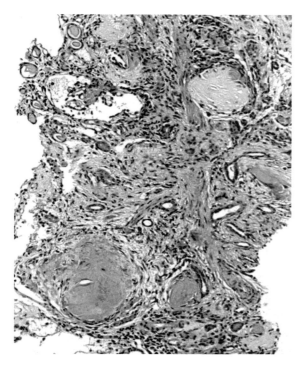

图 6.63 38 岁女性患者移植肾活检的肾皮质标本。该患者幼年时期患节段性硬化性肾小球病，导致慢性肾衰竭，12 年前行同种异体肾移植。图中为刚果红染色切片检查，可见淀粉样物质沉积，这是个意外发现。淀粉样物质属于 AL 型，进一步临床实验室检查提示该女性患者患有骨髓瘤。

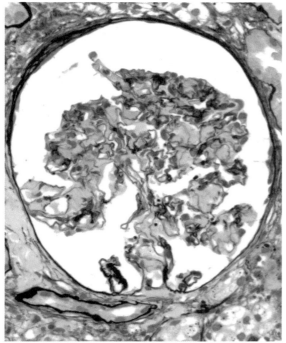

图 6.64 71 岁男性肾病综合征患者肾活检的肾小球。可见系膜区有 PAMS 染色下不易着色物质沉积，最终诊断为 AL 型淀粉样变性。肾活检后，化验回报血清和尿检标本中可检出副蛋白。

力膜、嗜酸性粒细胞等也可呈阳性。偏光显微镜对于确证刚果红染色阳性切片上的淀粉样蛋白是必须的，因为内弹性膜和嗜酸性粒细胞在偏光显微镜下不表现出与淀粉样蛋白相同的特性。

尽管人们普遍认同以上准则，偏光显微镜下发现的阳性结果也并非仅针对特异性的淀粉样蛋白，因为肾活检标本中有其他一些物质刚果红染色亦呈阳性，在偏光显微镜下又同样显示阳性。这些物质包括手术手套中的淀粉颗粒、肠道内容物中植物细胞壁的纤维素、用于清洁切片的棉纤维，以及某些含有免疫球蛋白轻链的管型（图 6.68）等。淀粉样蛋白的命名的确与淀粉和纤维素有关（图 4.5）。即便如此，由于这些物质可以通过它们各自的外观和在组织中的位置而被辨认，淀粉样蛋白几乎总是可以通过光学显微镜的检查得到满意的诊断。

6.29　偏光显微镜的原理

为了确证淀粉样蛋白，显微镜镜检需要用到偏振滤光片，切片下面和上面的仪器分别称为偏振片和分析器。当一个滤镜旋转时，背景由亮变暗，当两个滤镜的偏振面彼此成直角时，背景最暗，此时两个滤镜称为交叉。在这个交叉点或附近，与偏振平面成大约 45° 的双折光结构在黑暗的背景下显得明亮。双折光是指一种透明物质在快轴和慢轴这两个极限之间有一个折射率范围，并根据其朝向方位的不同对光线有不同的传输速率。折射率是光在空气中的传播速率与在某种介质中的传播速率的比值。

刚果红染色阳性的淀粉样蛋白在这样的条件下显示出不同色彩（图 6.69—图 6.72），被称为反常色。然而有一个广为流传但却是谬误的说法，认为只有绿色才应当被记录，因此常称为"绿色双折光"或"苹果绿双折光"。

在本章的两篇参考文献中，针对反常色，有更详尽的光学物理学解释。双折光结构，如刚果红染色阳性分子，沿着淀粉样纤维方向，将偏振片中的线性

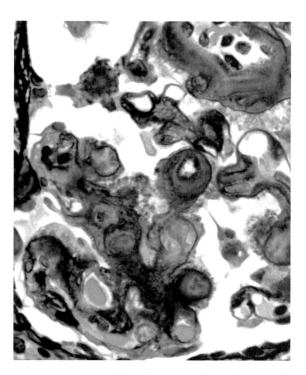

图 6.65　66 岁男性患者肾活检的肾小球。该患者临床表现为肾病综合征，血清和尿液标本中可检出副蛋白。图中可见系膜区 PAMS 染色阳性的物质沉积，一簇簇粗糙"睫毛"状物质从基底膜向外延伸。进一步的染色结果如图 6.74 所示。

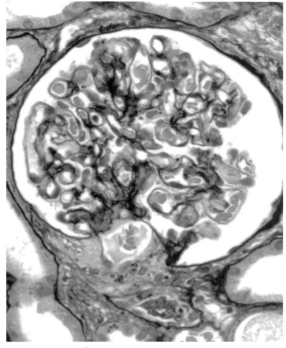

图 6.66　65 岁男性肾病综合征合并急性肾损伤患者肾活检的肾小球。在 PAMS 染色下，小球结构几乎正常，刚果红染色结果如图 6.67 所示。

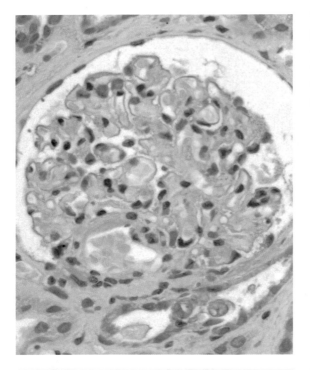

图 6.67　65 岁男性患者（与图 6.66 为同一名患者）肾活检的肾小球。刚果红染色显示淀粉样物质在系膜区、细小动脉管壁和邻近鲍曼囊的部位沉积。进一步染色的结果如图 6.75 和图 6.76 所示。

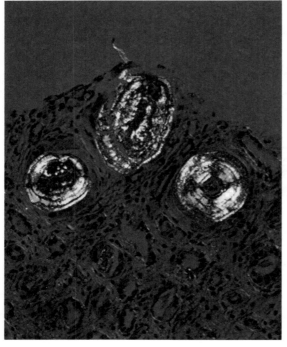

图 6.68　65 岁女性轻链管型肾病（骨髓瘤肾病）患者肾活检的肾小管。图中为刚果红染色下，用交叉偏振片和分析器进行检查，可见由双折光产生的"马耳他十字"外观，呈现蓝绿色和黄色的反常色，常见于淀粉样变性，尽管该管型物质不是淀粉样蛋白。

偏振光转换为椭圆偏振光，光线就能够通过分析器。这就解释了为什么用偏光显微镜检查时，像淀粉颗粒或某些其他晶体结构出现"马耳他十字"外观。在4个象限中，每个象限内的双折光物质在偏振光下都有一次呈现最大效应的时刻（图6.68）。

由于所有的光传播介质在吸收峰附近的折射率都存在反常色散，吸收峰附近的波长透射最强，在椭圆偏振光透射下，吸收峰以下的波长与吸收峰以上的波长，其振动方向正好相反。刚果红染色阳性分子的吸收峰值在可见光谱的蓝绿色部分。分析器传输的黄色和蓝色分别是吸收峰上下波长被透射的净值，但这两种颜色会因为峰值附近波长的部分吸收而改变。

蓝色和黄色混合成绿色。纯绿色仅能在刚果红染色阳性的淀粉样蛋白在完美的偏光显微镜条件下见到，这在病理医师日常使用带有偏光镜和分析器的普通显微镜中是极为罕见的。通常显示的都是混合色，如蓝绿色、黄绿色，或甚至是随着切片的旋转蓝色和黄色交替出现。出现这些颜色的原因是在显微镜中有额外的双折射，这一过程可被视为一种"代偿"（compensation）的过程，减少或消除了从一个方向旋转到另一个方向的椭圆偏振光。

病理医师经常从精确的交叉点位置开始旋转偏光镜或分析器，使其他的颜色显现。这种检测手段在日常实践中对于确认淀粉样蛋白是很有用的。在完美的条件下，在一个方向上增加旋转角度使得某些区域出现黄色、橙色、鲜红色和暗红色。而在另一个方向上这些区域呈现出浅绿色、亮白色和无色。由于淀粉样物质在一个切片上有很多不同的朝向，于是标本同时显示着这两种色彩变化。如果在交叉偏光镜和分析器之间看到的是混合色而不是纯绿色，说明这是被修正后的颜色。

变化的颜色是由双折射的逐渐下降和吸收效应的逐渐不同而产生的。刚果红染色阳性分子在与分子朝向平行的方向上对比垂直方向能吸收更多的偏振光。将该分子从与极化平面呈45°的位置（即双折光最大化的位置），向吸收最大化的位置旋转，红色不断加深。反方向上则红色逐渐消失。这种红色强度的变化取决于用偏振光照射的平面，称为二向色性。在光的传播路径上，它

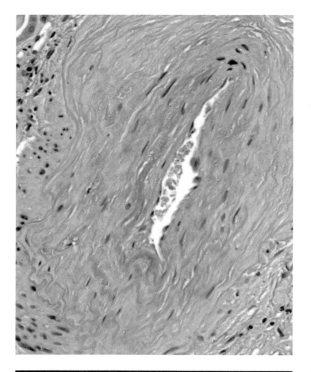

图 6.69　85 岁男性患者肾活检的动脉标本。该患者临床表现为蛋白尿、血尿和急性肾损伤，刚果红染色提示淀粉样变性。图 6.70 显示它的偏振光下表现。

图 6.70　图 6.69 中刚果红染色后偏光显微镜下视野，可见反常的绿色双折光。尽管普遍认为应该显示纯绿色，但在这种条件下并非总能观察到纯绿色。

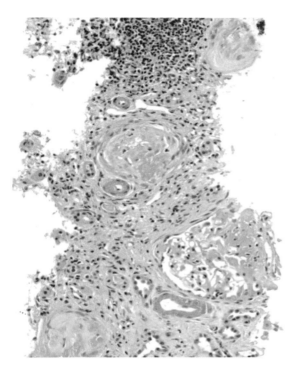

图 6.71　68 岁男性患者肾活检的肾皮质标本。该患者临床表现为肾病综合征伴慢性肾衰竭，血清中可检出副蛋白，有 12 年前交通事故后截瘫的病史。刚果红染色下可见肾小球、血管壁上淀粉样物质沉积。图 6.72 中显示偏光显微镜下所见。

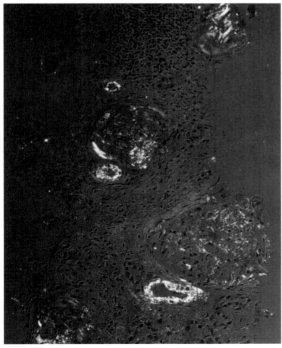

图 6.72　图 6.71 行刚果红染色后偏光显微镜下视野。可见反常色呈蓝绿色和黄色。进一步检查结果见图 6.73。

只有在仅用偏光镜或仅用分析器的情况下才能被探测到，两种仪器同时使用是观察不到的。被刚果红染色的淀粉样蛋白是二向色性的，但通常很难验证，因为在一张切片上只有很小的区域，只有在淀粉样物质足够厚且朝向一致的条件下才能在光线背景上显示出肉眼可见的二向色性。

6.30　淀粉样蛋白类型的诊断检查

淀粉样蛋白不是一种物质，而是指一组异常折叠的蛋白质，它们具有相似的特性，均能形成细胞外不溶性纤维，能与血清淀粉样 P 糖蛋白结合。在肾脏，最常见的类型是轻链型（AL 型）淀粉样变性，来源于单克隆免疫球蛋白的轻链，且 λ 轻链比 κ 轻链更常见。AL 型淀粉样变性的发现通常第一时间提示可能有副蛋白血症，尽管有时很难被检测出来。

第二种常见的类型是淀粉样蛋白 A 型（AA 型）淀粉样变性。致病物质来源于血清中的淀粉样蛋白 A，它是高密度脂蛋白的载脂蛋白，是肝脏在炎症状态下产生的一种急性反应产物。AA 型淀粉样变性通常与类风湿性关节炎和其他风湿性疾病有关，也可发生在慢性感染中，如肺结核、支气管扩张、骨髓炎、长期慢性脓肿如静脉注射违禁药物者的皮肤感染等。这种类型也发生在热带国家的麻风病和血吸虫病患者身上。但有两种炎症性疾病，通常不会导致血清淀粉样蛋白 A 浓度升高，因此与淀粉样变性无关，它们是系统性红斑狼疮和溃疡性结肠炎。肾外持续感染解释了 AA 型淀粉样变性为何在牛和狗中常见。

AA 型淀粉样变性还存在于家族性地中海热和其他遗传性周期性发热疾病中，这些疾病的淀粉样变性可能对治疗有反应。其他家族遗传性的淀粉样变性与一些蛋白的基因异常有关，如纤维蛋白原 α 链、溶菌酶、甲状腺素转运蛋白、载脂蛋白 A1、凝胶素和其他蛋白质，但这些都很罕见。肾脏中最常见的类型是纤维蛋白原。大多数实验室通常不对这些类型的蛋白基因进行检测。其他一些类型的淀粉样变性通常不影响肾脏，或者不能通过肾活检协助诊断，如血液透析患者 β_2- 微球蛋白所致的淀粉样变性，或阿尔茨海默病患者淀粉样前体蛋白所致的脑淀粉样变性。

当淀粉样变性被发现，病理医师应当尽可能确定致病类型，这将有助于临床的检测和诊疗。如果 AL 型淀粉样变性被发现，肾脏临床医师会安排相应的免疫学检查。肾淀粉样变性的预后取决于：第一，慢性肾损害的程度，这是肾脏替代治疗之前反映生存时间的一个指标；第二，潜在的疾病，这与死亡率有更高的相关性。与其他类型相比，AL 型淀粉样变性具有更高的死亡率，这与潜在的肿瘤性疾病和其他器官的损害有关，尤其是心脏。

使用针对淀粉样蛋白 A 的抗体进行免疫组织学检查通常能明确或排除 AA 型淀粉样变性（图 6.73、图 6.74）。但使用针对 κ 和 λ 轻链的抗体就没有那么明确，因为它们并不特异地只和导致 AL 型淀粉样变性的异常轻链结合。但是只要能够检测，还是应该进行（图 6.75、图 6.76）。如果淀粉样物质，不与淀粉样蛋白 A 的抗体结合，也不与轻链抗体结合，应报告为非 AA 型淀粉样变性，AL 型淀粉样变性可能或符合 AL 型淀粉样变性，除非病理医师能够证明其确实为另一种更为罕见的类型。

6.31 淀粉样变性的鉴别诊断

淀粉样变性的诊断通常是很简单直接的。如果刚果红染色可靠，就不会有什么困难。

某些疾病的临床表现类似于淀粉样变性，但都可以通过缺乏与刚果红的反应而鉴别。这些疾病包括纤维样肾小球病和免疫触须样肾小球病，后者比前者少见得多。在这些疾病中，一般可见细胞外微纤维或微管样结构的沉积，刚果红染色阴性，没有冷球蛋白血症、系统性红斑狼疮或糖尿病的证据。

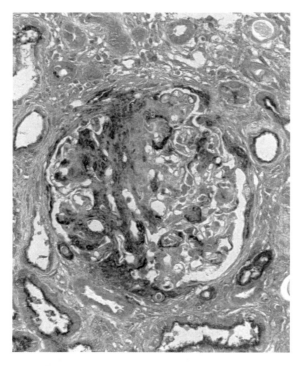

图 6.73　68 岁男性患者肾活检的肾小球，与图 6.71 和图 6.72 为同一患者。通过免疫过氧化物酶染色来检测淀粉样蛋白 A，可见肾小球强阳性沉积。肾小管上皮细胞中的阳性染色可见于任何一个肾活检组织中，可以忽略。尽管有副蛋白的证据，诊断仍是淀粉样变性 AA 型，而不是 AL 型。病因是长期褥疮导致的持续性炎症反应。

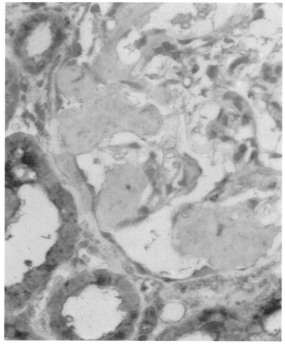

图 6.74　66 岁男性淀粉样变性（与图 6.65 为同一名患者）患者肾活检的肾小球。通过免疫过氧化物酶染色来检测淀粉样蛋白 A，肾小球中未见沉积。尽管肾小球中没有明确的 κ 或 λ 轻链沉积的证据，但最终诊断仍是非 AA 型淀粉样变性，符合 AL 型淀粉样变性。

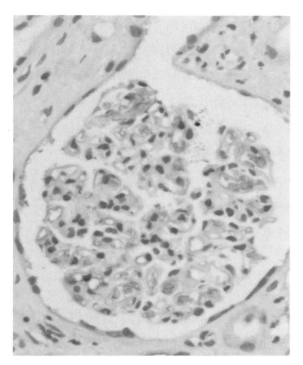

图 6.75　65 岁男性淀粉样变性患者肾活检的肾小球，与图 6.66 和图 6.67 为同一名患者。此图中通过免疫过氧化物酶染色来检测 κ 轻链，未见阳性沉积。图 6.76 将显示 λ 轻链免疫组化染色的结果。

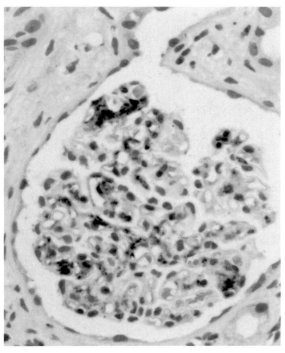

图 6.76　同图 6.75 中相同的肾小球的另一张切片，免疫组化加染 λ 轻链。可见系膜区 λ 轻链沉积，提示 AL 型淀粉样变性。在此肾活检之后，该患者血清中检出 IgG-λ 型的副蛋白和单克隆 λ 轻链。

这些疾病在常规光镜下可以有各种不同的病理表现，但通常都有系膜区的扩张，这一点同淀粉样变性类似，但刚果红染色呈阴性（图6.77）。免疫组织学检查可见IgG和补体在系膜区沉积，有时也有其他部位的沉积。在纤维样肾小球病中免疫沉积物是多克隆的，κ和λ均为阳性，IgG亚型主要是IgG4；沉积物中包含一种热休克蛋白——DnaJ同源亚家族B成员9（DNAJB9）。在免疫触须样肾小球病中则为单克隆IgG沉积。电镜下，纤维样肾小球病显示系膜区和肾小球基底膜内随机排列的直纤维，纤维直径10~30 nm（图6.78）。免疫触须样肾小球病，可见中空微管样结构，厚度直径20~50 nm（图6.79）。对比而言，淀粉样变性的纤维直径8~12 nm（图6.80）。

6.32 是否排除了微小病变型肾病、膜性肾病、节段性肾小球硬化病、糖尿病肾病、狼疮性肾炎、淀粉样变性以及可能与之易混淆的情况？

特别地，在发展中国家及儿童，还有其他两种肾小球疾病通常也表现为肾病综合征。

这两种肾小球疾病在低倍镜下都表现为肾小球内细胞增多，病变侵犯整个肾小球，切片内每个肾小球表现一致。这两种球性、弥漫性的病变是急性感染后肾小球肾炎和内皮下膜增生性/系膜毛细血管性肾小球肾炎。

急性感染后肾小球肾炎典型临床表现为感染数日后出现的急性肾炎，可出现浮肿、蛋白尿、血尿、高血压和急性肾损伤。血清补体C3浓度降低。最常见的病因是咽部或皮肤化脓性链球菌的感染，这也是有时用"急性链球菌感染后肾小球肾炎"这个病名的原因。该类型的肾炎也能继发于其他病原微生物的感染，包括金黄色葡萄球菌、革兰氏阴性杆菌以及相对少见的几乎所有其他病原体。临床表现可能不典型，也可能主要表现为肾病综合征。

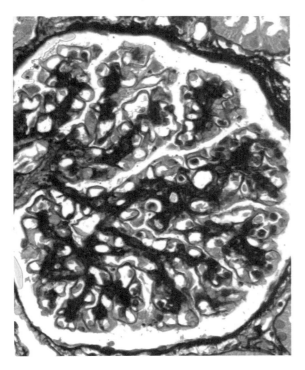

图 6.77　36 岁男性患者肾活检的肾小球。该患者临床表现为大量蛋白尿和间断血尿。图中可见系膜区扩张，但刚果红染色阴性。电镜下可见系膜区纤维样物质沉积，显示纤维样肾小球病的病理表现，电镜如图 6.78 所示。

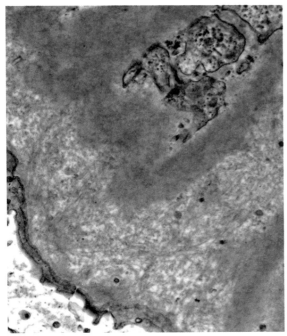

图 6.78　27 岁女性患者肾活检中一个肾小球的局部电镜图。该患者临床表现为肾病综合征、高血压、血尿、孕期的肾功能减退。在光镜下，可见系膜区扩张，但刚果红染色阴性。图中在系膜区及基底膜内可见疏松排列的纤维，考虑纤维样肾小球病。该患者之后出现快速进展、不可逆转的肾衰竭。纤维样肾小球病在肾移植 2 年内复发。

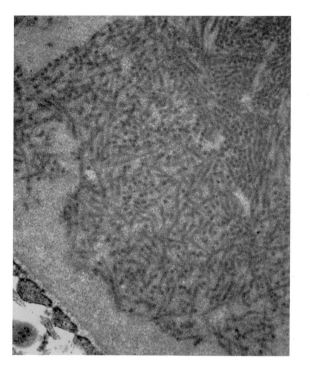

图 6.79　37 岁男性 HIV 感染合并肾病综合征患者肾活检肾小球的局部电镜图。可见系膜区微管样结构，提示免疫触须样肾小球病。

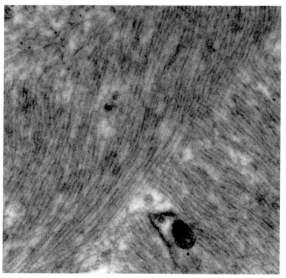

图 6.80　35 岁女性患者肾活检的一个肾小球的局部电镜图。该患者既往有静脉注射违禁药物的病史，临床表现为肾病综合征和典型的急性肾损伤。光镜下可见标本内弥漫慢性损伤，刚果红染色广泛阳性。电镜图内可见与淀粉样变性相符的纤维样结构，免疫组织学检查证实为 AA 型淀粉样变性。

急性感染后肾小球肾炎可能不是由于循环免疫复合物沉积导致的，而是由于产生了针对感染早期沉积在肾小球中抗原的抗体而致病。该病大多数可以痊愈。

内皮下膜增生性肾小球肾炎并不是种单一的疾病，而是很多不同疾病的共同病理表现，这一概念代表了累及肾小球的一组疾病。通常表现为系膜区的细胞增生，伴肾小球基底膜"双轨征"的形成。膜增生性肾小球肾炎的分类一直是基于微观结构上的区别，通常有些主观。以往划分为 3 种类型的方法已不再使用。2 型现在被称为致密物沉积病（图 6.16—图 6.18）。3 型不完全等同于内皮下膜增生性肾小球肾炎和膜性肾病的组合。这些例子充分体现了仅使用数字分类而非描述性分类带来的理解困难。

6.33　急性感染后肾小球肾炎与内皮下膜增生性肾小球肾炎的鉴别

这两种疾病都表现为球性和弥漫性肾小球内细胞增生，并且在早期阶段都可能有中性粒细胞在毛细血管丛内的浸润。帮助病理医师鉴别它们的病理特征之一是在 PAMS 染色的切片上肾小球基底膜病理的表现：在急性感染后肾小球肾炎中，基底膜单层未见增厚；在内皮下膜增生性肾小球肾炎中，基底膜呈现"双轨征"，伴随系膜细胞的插入（图 6.20、图 6.81、图 6.82）。内皮下膜增生性肾小球肾炎的肾小球毛细血管丛可能会出现不同程度的分叶状外观，还可能出现系膜结节状硬化的表现（图 6.50）。

在免疫组织学检查中，急性感染后肾小球肾炎主要表现为明显的补体沉积、有时伴 IgG 沿肾小球毛细血管袢外侧呈不规则的粗大颗粒样沉积，与膜性肾病中见到的均一细小颗粒不同（图 6.83）。内皮下膜增生性肾小球肾炎主要是大量补体沉积，通常也会有 IgG 和 IgM 以不同的比例分布于毛细血管袢内侧，有时也存在系膜区（图 6.84）。电镜检查可以确认免疫沉积物的分布，并显示肾小球基底膜是否为"双轨"，是否存在系膜细胞的插入（图 6.85、图 6.86）。

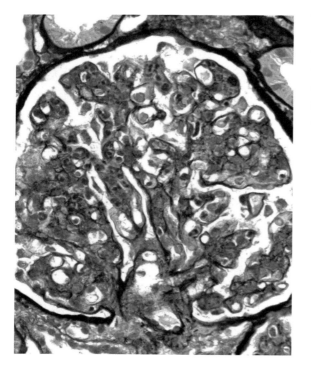

图6.81　31岁男性患者肾活检的肾小球。该患者临床表现为发热后出现的肾病综合征及急性肾损伤。图中肾小球显示出细胞增生，内皮细胞肿胀，大量中性粒细胞浸润，基底膜正常。诊断为急性感染后肾小球肾炎。最终该患者恢复至正常。

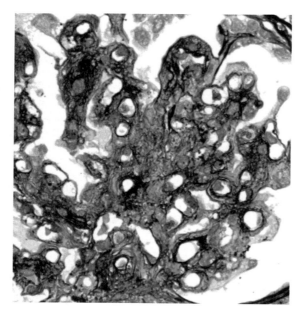

图6.82　45岁男性患者肾活检的肾小球。该患者临床表现为肾病综合征、血尿和慢性肾衰竭。图中可见系膜区扩张，在PAMS染色的切片上大部分基底膜呈现"双轨征"的外观。诊断为内皮下膜增生性肾小球肾炎。

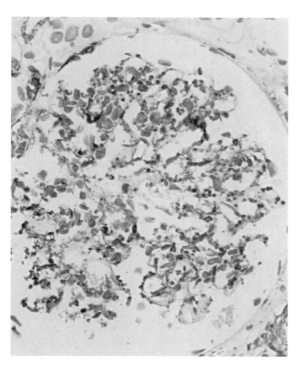

图 6.83　67 岁男性急性感染后肾小球肾炎患者肾活检的肾小球。通过免疫过氧化物酶染色检测 C9，可见补体呈粗大颗粒状，不规则地散布在毛细血管袢的外侧，在系膜区有细小颗粒状沉积。

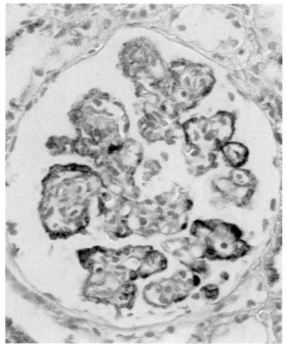

图 6.84　64 岁女性患者肾活检的肾小球。该患者临床表现为肾病综合征，有慢性淋巴细胞白血病的病史。通过免疫过氧化物酶染色检测 IgG，可见大面积的内皮下沉积，从而确诊内皮下膜增生性肾小球肾炎。

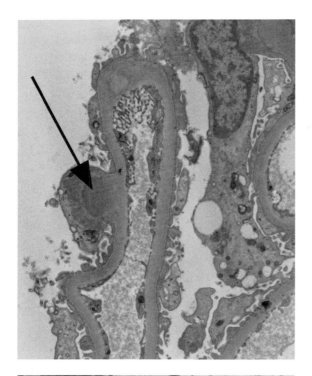

图 6.85　38 岁男性急性感染后肾小球肾炎患者肾活检肾小球的电镜图。图中可见一大的上皮下致密物沉积（箭头所指）。

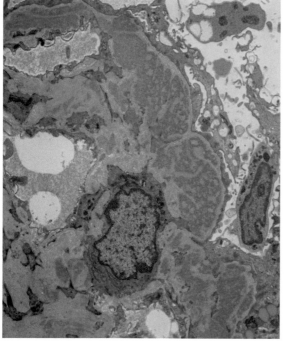

图 6.86　44 岁男性内皮下膜增生性肾小球肾炎患者肾活检肾小球的电镜图。图中可见大量内皮下致密物沉积。

6.34　内皮下膜增生性肾小球肾炎

膜增生性肾小球肾炎是一个被过度使用的诊断名词。如果可能的话，应该给出一个更加准确的诊断。这种形式的病理损伤见于某些 C3 肾小球病，该病中补体成分由于补体替代途径的持续激活而沉积在肾小球中，也发生在某些类型的狼疮性肾炎中，其中主要是免疫复合物在肾小球的沉积。

还有其他的一些由于免疫复合物沉积而导致的疾病，要么是因为免疫复合物的持续生成，要么是由于补体成分的缺陷（通常是遗传性的）导致了免疫复合物清除的减少。与免疫复合物在肾小球内沉积相关的持续感染包括：乙型或丙型病毒性肝炎、感染性心内膜炎、长期存在的脓肿、疟疾、血吸虫病、梅毒和脑室引流的分流管感染等。

还有各种其他疾病也表现为内皮下膜增生性肾小球肾炎的病理损伤，包括某些类型的溶血 - 尿毒综合征、镰状细胞病、冷球蛋白血症、不同类型的恶性肿瘤如慢性淋巴细胞白血病等。

临床上，肾脏损伤通常表现为各种不同形式，但肾病综合征常见。不同的补体成分，尤其是 C3，可出现血清浓度的降低。这种情况很难达到临床缓解，一般来说，会逐渐发展为肾衰竭。

6.35　C3 肾小球病

C3 肾小球病指的是一组疾病，在这组疾病中，从 C3 往后的补体成分沉积在肾小球，不伴随或仅伴随极少量免疫球蛋白的沉积。C3 通常是唯一提及的补体成分，是因为 C3 后，从 C5 到 C9 的组分，在日常临床工作中并不常被检测，但实际上这些成分也存在于沉积物中（图 6.17、图 6.87）。C3 肾小球病可表现为致密物沉积病（图 6.16—图 6.18）或单纯的系膜细胞增生性或内皮下膜增生性肾小球肾炎，后两者都有电镜下系膜区和其他部位致密物的沉积，但无基底膜内致密物沉积（图 6.88、图 6.89）。

在这类疾病中，补体活化的替代途径被激活。已知的疾病相关因素包括后天获得性异常如 C3 肾炎因子的存在，以及先天遗传性异常，尤其是那些影响 H 因子的情况，如补体 H 因子相关蛋白 5 的异常（塞浦路斯的一种地方病）。

C3 肾小球病可发生在任何年龄，临床表现通常为肾病综合征或无症状性蛋白尿伴有血尿。因为它是一组疾病而不是一种疾病，所以起病时的肾功能和进展至肾衰竭的风险取决于潜在的致病疾病本身。

6.36　肾病综合征的其他表现

其他肾小球疾病也可以表现为肾病综合征，但不常见。特别是 IgA 肾病，尽管它是肾穿刺活检中最常见的独立疾病，却很少出现肾病综合征的临床表现。若儿童肾病综合征患者发现系膜区 IgA 沉积，但光镜下无其他异常病理表现，则建议诊断为微小病变型肾病合并 IgA 肾病。紫癜性肾炎，病理上是 IgA 肾病和血管炎相关肾小球肾炎的组合，临床表现通常为急性肾损伤，但也能以肾病范畴的大量蛋白尿就诊。

婴幼儿的肾病综合征可有独特的年龄特点。"先天性和婴儿肾病综合征"一词涵盖了多种与婴幼儿相关的肾病综合征。先天性，严格意义上是指出生即发病，但通常把出生后 3 个月内发病的肾病综合征，称为先天性肾病综合征。而出生后 3 个月至 1 年内发病的则称为婴儿肾病综合征。前者更常见。目前为止，最常见的类型是芬兰型先天性肾病综合征，它是一种常染色体隐性遗传疾病，由于 NPHS1 基因突变导致肾小球上皮细胞中的肾病蛋白异常所致。其次常见的是弥漫性系膜硬化，可能与 Wilms 肿瘤基因 WT1 的突变有关。这些病例多来自儿童专业中心，其病变难以阐释，特别是取自出生后几个月内婴儿的标本。明确诊断需要经过一系列的实验室检查，其中通常包括基因遗传学的检查。

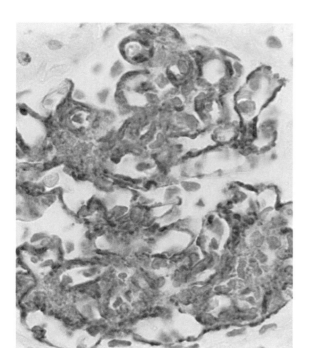

图 6.87　5 岁女性患儿肾活检的肾小球。该患者临床表现为反复发作的上呼吸道感染后肉眼血尿及大量蛋白尿，血清补体 C3 水平持续低下。通过免疫过氧化物酶染色检测 C9，可见系膜区、毛细血管袢内皮下区域补体沉积，不伴 IgG 的沉积。诊断为 C3 肾小球病。该标本的其他染色如图 6.88 所示。

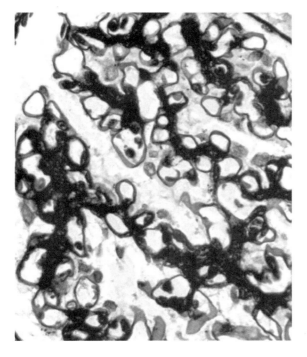

图 6.88　5 岁女性患儿肾活检的肾小球，该患者肾穿标本的免疫组化染色结果已展示在图 6.87 中。此图为 PAMS 染色下，可见系膜区扩张伴部分基底膜"双轨征"形成，为内皮下膜增生性肾小球肾炎表现，C3 肾小球病中常见。

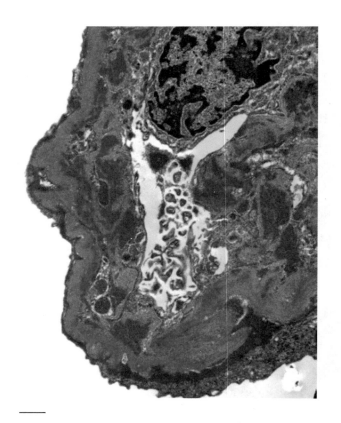

图 6.89　68 岁女性患者肾活检的一个肾小球局部电镜图。该患者临床表现为慢性肾功能不全、蛋白尿、血尿及持续低补体 C3 血症。图中可见广泛的系膜区及内皮下电子致密物沉积，与免疫组织学检查下所见的 C3 的沉积部位一致，肾小球中未见明显免疫球蛋白的沉积，为 C3 肾小球病的病理特征。

6.37 小结

肾病综合征提示肾小球疾病。

在肾病综合征中，应该对肾小管病理损伤的程度进行评估。严重的急性肾小管损伤可能提示肾静脉血栓。

在成人肾病综合征中，最常见的病理类型通常是膜性肾病、节段性肾小球硬化症和微小病变型肾病。

糖尿病肾病、狼疮性肾炎和淀粉样变性几乎占据了所有成人肾病综合征肾活检的其余类型。急性感染后肾小球肾炎和内皮下膜增生性肾小球肾炎偶见，尤其是在发展中国家更易发生。

儿童肾病综合征肾活检标本中，绝大多数是微小病变型肾病或节段性硬化性肾小球疾病。

参考阅读

BAJEMA I M，WILHELMUS S，ALPERS C E，et al. Revision of the International Society of Nephrology/ Renal Pathology Society classification for lupus nephritis：clarification of definitions，and modified National Institutes of Health activity and chronicity indices [J] . Kidney Int. 2018（93）：789-796. This makes changes to the 2003 ISN/RPS classification of lupus nephritis，given in the reference by Weening et al. that follows.

D'AGATI V D，FOGO A B，BRUIJN J A，et al. Pathologic classification of focal segmental glomerulosclerosis：a working proposal [J] . Am J Kidney Dis. 2004（43）：368-382. This gives the Columbia classification of segmental sclerosing glomerular disorders.

D'AGATI V D，JENNETTE J C，SILVA F G. Non-neoplastic kidney diseases. Atlas of Nontumor pathology，first series，fascicle 4 [M] . Washington，D. C.：American Registry of Pathology and Armed Forces Institute of Pathology；2005.

Chapters 3, 5-7, 9-11, 13, 17.

HOWIE A J. Problems with "focal segmental glomerulosclerosis" [J]. Pediatr Nephrol. 2011 (26): 1197-1205.

HOWIE A J. Diagnosis of amyloid using Congo red. In: Picken MM, Herrera GA, Dogan A, editors. Amyloid and related disorders. Surgical pathology and clinical correlations [M]. Cham: Humana Press; 2015: 197-211. This gives details of the physical optics of Congo red-stained amyloid.

HOWIE A J. Origins of a pervasive, erroneous idea: the "green birefringence" of Congo red-stained amyloid. Int J Exp Pathol. 2019 (100): 208-221. This also gives details of the physical optics of Congo red-stained amyloid and describes how "green (and apple green) birefringence" came into widespread use.

HOWIE A J. Genetic studies of focal segmental glomerulosclerosis: a waste of scientific time? [J].Pediatr Nephrol. 2020 (35): 9-16.

JENNETTE J C, OLSON J L, SILVA F G, et al. Heptinstall's pathology of the kidney [M]. 7th ed. Philadelphia: Wolters Kluwer; 2015. Chapters 5-11, 14, 21, 22.

WEENING J J, D'AGATI V D, SCHWARTZ M M, et al. The classification of glomerulonephritis in systemic lupus erythematosus revisited [J]. J Am Soc Nephrol. 2004 (15): 241-250. This gives the 2003 ISN/RPS classification of lupus nephritis.

肾活检适应证：
急性肾损伤

7

7.1 急性肾损伤导论

所谓急性肾损伤是指当病史明确时，患者既往肾功能正常，发病前几天或几周才出现肾功能异常。这种肾小球滤过率急剧下降也可称为急性肾损害或急性肾功能衰竭。该损害并非许多非专业人士认为的肾脏直接的外伤性损害。

大多数急性肾损伤患者，表现的症状体征是原发病的症状体征，而不是肾功能障碍的临床表现，也可能患者仅略感不适。肾功能衰竭是通过化验血清肌酐水平等确诊的，然后通过血清肌酐水平来估算肾小球滤过率。所以，尽管临床疑诊肾功能衰竭，但必须通过临床化验才能诊断。肾功能是持续变化的，正常功能和异常功能之间，从轻度肾损害到严重肾损害任何阶段，可以人为分期，都称为急性肾损伤。

病理医师并不关注这些表现和分期，但如果病理申请单提到急性肾损伤、急性肾损害或急性肾功能衰竭或类似术语，如血清肌酐水平急剧上升，则应按照本书建议的方式处理所有肾活检标本。在发现肾功能异常之前，鲜有患者明确知道自己发病前肾功能是绝对正常的。肾病医师依靠临床病史及其他疾病特

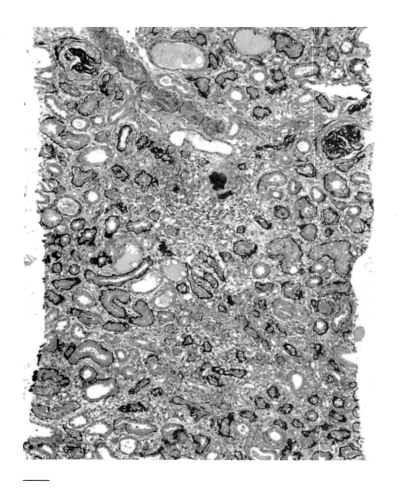

图 7.1　肾活检标本中的皮质部分，30 岁男性患者，重度高血压，双肾大小正常，临床表现为急性肾功能衰竭。可见肾小管早期重度萎缩，大部分病变慢性不可逆，而非急性可逆病变。肾小球可见 IgA 肾病表现及血栓性微血管病变，这与急进性高血压肾损害相符合。肾功能终未恢复。美国诗人艾米莉·狄金森 (1830—1886) 患有充血性心力衰竭和脑病，55 岁去世，死于布莱特病。其病症更符合急进性高血压的表现。

征，如肾脏的大小（急性肾损伤时往往大小正常），来判定肾功能异常是急性还是慢性的，但偶尔也会产生困惑。肾功能突然恶化既可以发生在既往肾功能异常的患者身上，也可以发生在原来肾功能正常的患者身上。

由此可见，诊断急性肾损伤并非轻而易举的。如果病理申请单提到肾功能衰竭或肾损害，但未提及急性或慢性，或提示可能是急性或慢性时，病理医师应该按急性肾损伤来处理。应立即明确活检标本中慢性、不可逆性损害病变的比例，明确是慢性肾功能衰竭还是急性肾功能不全；还是两者兼有（图 4.4、图 7.1）。急性肾损伤肾活检患者可能出现尿量减少，称为少尿；或者不排尿，称为无尿；也可能正在进行透析治疗。可出现血尿以及足以达到肾病综合征水平的蛋白尿，临床表现为急性进展的高血压。如果患者临床表现为肾病综合征，按第 6 章的建议执行。

急性肾损伤时，肾活检标本总能发现病变，病理医师几乎都能给出满意的诊断。大多数急性肾损伤患者没有做肾活检，原因在于通常可根据临床病史、临床检查和化验结果明确病因。

7.2 急性肾损伤病因分析

传统上，急性肾损伤的病因分为肾前性、肾性和肾后性 3 种。肾前性肾损伤意味着供应肾脏的血流减少；肾性肾损伤意味着存在肾脏直接损害；肾后性肾损伤意味着尿路梗阻。但现实情况要比这复杂得多。例如，肾血液流量减少合并尿路梗阻导致肾损伤。不同性别、年龄和地区的病因也不同。新生儿可能会因脱水、先天性心脏病引起的低血压和其他疾病导致急性肾损伤。尿路发育障碍也会导致肾功能衰竭，发生慢性肾衰竭较急性肾损伤更多见，严重尿路发育障碍疾病的新生儿往往是死胎。儿童急性肾损伤最常见病因是腹泻相关的溶血性尿毒症综合征，许多病因和成人的病因相同。成人急性肾损伤有多种病因，包括低血压（失血、脱水、脓毒性休克和其他原因引起的毛细血管渗漏综合征），左心室功能障碍，肾毒性药物（如庆大霉素），尿路梗阻（如老年人前列腺增大），尿路梗阻的患者也可能存在慢性肾脏损伤。血管内注射造影剂进行放射学检查可导致急性肾损伤，但通常存在慢性肾损伤基础。在发展中国家，感染性腹泻、生育相关疾病、葡萄糖 -6- 磷酸脱氢酶缺乏引起的血管内溶血、疟疾引起的溶血和其他并发症以及许多其他疾病可出现急性肾损伤。

7.3 肾活检在急性肾损伤中的意义

当临床表现无法解释急性肾损伤病因时，需行肾活检明确。肾活检病理有助于肾科医师的临床处置。有时诊断可能需要进一步的临床评估，如骨髓瘤。病理提供的最重要的帮助在于决定是否开始积极治疗原发病如血管炎。急性肾损伤能恢复的前提是肾脏病理改变是可逆的，其根本病因是可治疗的且进行了治疗。

急性肾损伤时肾活检应视为当务之急。这是病理医师能够对临床治疗产生直接影响的少数情况之一。例如，如果肾血管炎未诊断鉴别和治疗，存活率几乎比所有癌症的更差。

7.4 急性肾损伤的一般规则

肾功能异常与肾小管病变关系最密切。急性肾损伤与肾小管急性病变相关。其中一个原因是，肾脏特别是肾皮质，血供丰富，这是维持肾脏功能所必需的。肾脏质量约为身体质量的 0.5%，体重 60 kg 的人其约为 300 g，而肾血流量几乎是心输出量的 1/4。肾血流量可以在短期内迅速减少，以维持心、肺和脑的血供，例如严重出血时。这必然会降低肾小球滤过率，也会影响肾小管。肾小管代谢率很高，对血流减少很敏感，也就是所谓的缺血。如果血容量和肾血供迅速恢复，可能不会出现肾小管损伤，肾功能也可以恢复正常。如果存在缺血性肾小管损伤，机体会启动相应的机制阻止有效的肾小球滤过，直到肾小管恢复。这些机制也解释了毒性物质作用于肾小管引起的急性肾损伤，例如庆大霉素和其他氨基糖苷类抗生素、一些抗肿瘤药物（如顺铂）、某些类型的免疫球蛋白轻链，以及许多化学物质（如四氯化碳）意外或故意中毒所致的急性肾损伤。也存在缺血和毒性作用混合发生的情况，例如与骨骼肌挤压伤相关的急性肾损伤。

7.5　急性肾小管病变

急性肾小管病变表现多样。最严重病变会导致部分或全部肾组织梗死，所有结构都受累。即肾小管、肾小球、肾间质和肾血管坏死，染色不良，有时在坏死区域旁可见残存正常组织（图 7.2）。最轻微的急性病变在 HE 染色的切片上无法发现。过碘酸 Schiff 染色或免疫组织学方法可见近端肾小管刷状缘斑片状缺损。

介于上述两种病变之间，肾小管病变可以表现为细小或粗大的空泡变性，上皮不规则增厚，裸基底膜形成，细胞、细胞碎屑或非细胞管型堵塞管腔（图6.1、图 6.3、图 7.3、图 7.4）。并非所有的肾小管都表现为相同病变，部分肾小管正常，部分肾小管异常。任何原因的急性肾小管损伤中可看到上述大部分病变，很难根据上述病变明确病因。许多肾小管细胞中可见单个大空泡变性与长期低钾血症有关，例如为减肥而长期服用泻药，但也可能出现于其他疾病，可能是受累肾小管的局部病变。急性肾损伤时，肾间质看似增多，通常解释为水肿（图 7.3）。也可见于急性肾损伤恢复后（图 7.5）。病变程度反映了肾功能的程度，是持续变化的，而非仅正常或异常两种情况。肾功能衰竭不是全或无的问题，而是有轻重之分。如果发生急性病变的肾小管不位于肾皮质的梗死

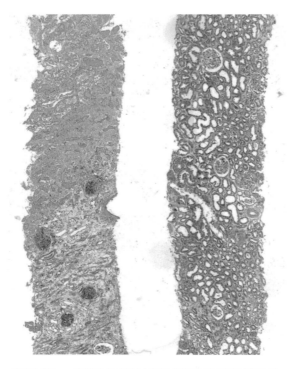

图 7.2　肾活检标本的两条皮质部分，75 岁女性，急性肾损伤、心房纤颤。一条标本可见大部分坏死，另一条标本可见急性肾小管损伤。可能是左心房栓子脱落到肾动脉分支造成的，但标本中无血管栓塞表现。治疗得当，肾功能部分恢复。

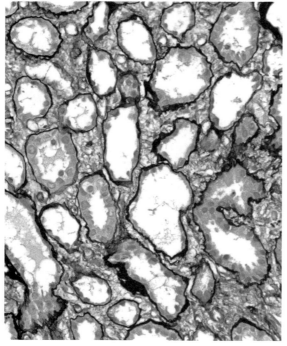

图 7.3　右肾活检标本皮质部分，67 岁男性，急性肾损伤，解除左肾盂梗阻术后。大多数肾小管为急性损伤，上皮细胞扁平，不规则，肾间质水肿。病理不能明确急性肾小管损伤的原因，但后来考虑病因是败血症。

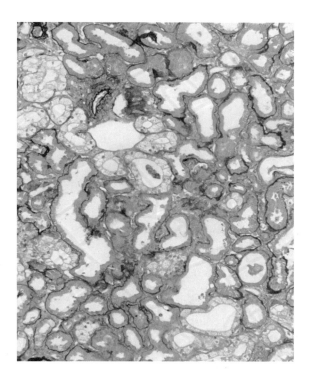

图 7.4 肾活检皮质部分，42 岁男性，心脏移植术后急性肾损伤，伴有多种并发症。部分肾小管正常，部分上皮细胞可见细小的空泡变性，少数肾小管萎缩。细小的空泡变性可能是免疫抑制剂钙调神经磷酸酶损害的表现，在无该类药物治疗史的急性肾小管损伤的患者中也可有类似病变如图 5.9 所示。

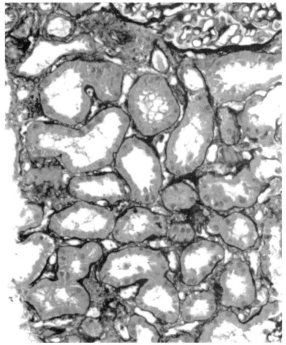

图 7.5 肾活检标本的皮质部分，57 岁女性，活检时其急性肾损伤已恢复。大多数肾小管看起来正常，但可见肾间质水肿。

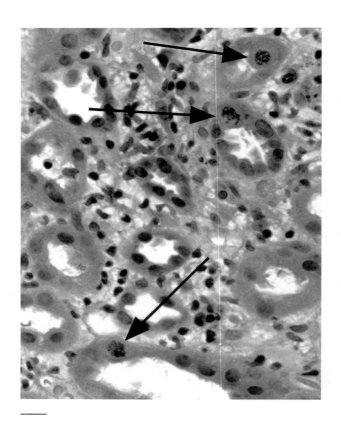

图 7.6　48 岁男性移植肾活检标本中的髓质部分，肾移植后 9 d。肾小管正从急性损伤中恢复，图中有 3 个有丝分裂像（箭头所指）。

区域，则有可能恢复正常。梗死区域的和萎缩的肾小管永远不会恢复正常。

急性肾小管坏死是常用于急性肾损伤中肾小管病变的术语。这个术语并不严格精确，对病理医师来说也不是特别有用，因为很难看到明确的肾小管细胞坏死。肾小管细胞可因细胞凋亡而消失，或被排入肾小管液中，通过尿液排出。剩余细胞通过分裂取代缺失的细胞，该再生阶段可见核异常（图7.6）。比急性肾小管坏死好的术语是急性肾小管损伤，涵盖了除肾皮质梗死以外的各种肾小管病变。鉴于几乎每个急性肾损伤的活检标本都存在急性肾小管损伤的表现，不应该将急性肾小管坏死作为病理诊断，除非仅表现为该病变。也就是说在许多肾活检病理标本中，造成急性肾小管损伤的病因是关键，诊断时需考虑病因。

7.6 急性肾损伤的诊断方法

肾脏有坏死吗？

为明确急性肾损伤病因而采集的肾活检标本中，病理医师首先要明确肾脏是否存在坏死，特别是肾皮质部分。这意味着包括肾小管、肾小球、肾间质和血管在内的所有组织均坏死，但整个标本中并非表现一致（图7.2）。该病变罕见，预后不良，如果双肾大部或全部坏死，肾功能将永远不会恢复。

坏死常见原因如下：

（1）血栓形成，如弥漫性血管内凝血（肾小球毛细血管、小动脉或大血管血栓），或血栓性微血管病，血管急性病变，特别是小动脉内膜疏松、向心样增厚，以及小动脉纤维素样坏死（图6.58、图7.7—图7.9）。多种疾病，如血栓性血小板减少性紫癜和溶血性尿毒症综合征，都表现为上述特征，通常病理医师无法区分这两种疾病。

（2）大动脉栓塞致梗死，通常少见。动脉中的栓子是该诊断的线索，但更常见于无坏死的慢性缺血肾脏病理标本中（图7.10）。

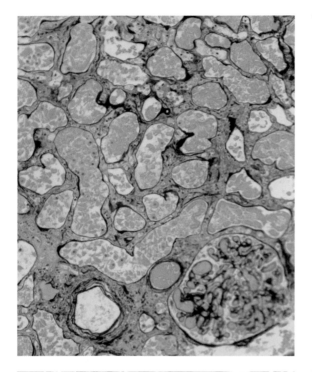

图 7.7　72 岁男性急性肾损伤患者的肾活检标本中的肾皮质部分。可见肾小球和小动脉坏死、血栓形成。最终临床诊断为血栓性血小板减少性紫癜。

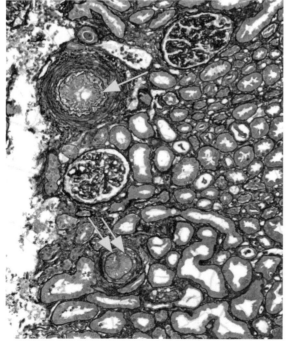

图 7.8　44 岁急性肾损伤女性肾活检标本中的肾皮质部分。血栓性微血管病，小动脉内疏松层向心性增厚(单箭头所指)，小动脉可见血栓 (双箭头所指)。临床诊断为混合性结缔组织病，具有硬皮病和系统性红斑狼疮的疾病特征。

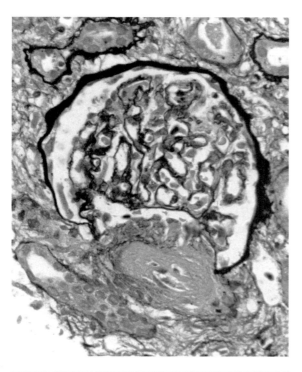

图 7.9　29 岁的急性肾损伤女性患者的肾活检标本中的肾皮质部分。肝移植后 2 年，小动脉壁可见纤维素样坏死。诊断为溶血性尿毒症综合征，可能是由于环孢素治疗引起的。

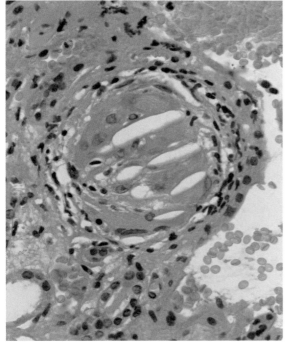

图 7.10　72 岁男性患者的肾活检标本肾皮质中的一个小动脉，胆固醇结晶栓塞，胆固醇在制片过程中溶解，可见动脉管腔被细胞和缝隙堵塞。这些是动脉粥样硬化或血栓性动脉粥样硬化栓子的特点。

（3）急性严重的肾脏灌注不足，无动脉梗塞所致的肾皮质坏死。肾皮质部坏死，坏死组织之间可见残存的肾小管和其他结构。如果没有血栓性微血管病或梗塞栓子的特征或线索，病理医师可能无法明确坏死的原因。

7.7 肾组织中是否有预期数量的肾小管？

通常在没有坏死病变的肾活检标本中，考虑到活检患者年龄，病理医师应该判断是否有预期数量的肾小管。肾小管总数及萎缩数量可通过低倍显微镜观察。老年患者标本中可见灶状肾小管萎缩，青年患者标本中多无此表现。偶尔有临床表现为急性肾损伤，但病理见比较广泛的小管萎缩，病理医生应指出这是相对慢性的病变，恢复的可能性小，而非可恢复的急性肾脏疾病（图 7.1），也有急性和慢性病变同时存在的情况（图 6.27）。

7.8 是否有导致急性肾小管损伤的线索？

在病理医师眼中，真正急性肾损伤的病理标本是存在结构异常但数量正常或接近正常的肾小管，尽管肾小管比正常间距大。病理医师的下一个问题是明确病理标本中能不能找到引起急性肾小管损伤的线索。这些线索可以在肾小管本身，也可以在肾小球、肾间质或血管中。

7.9 急性肾损伤肾活检标本中的常见表现

病理医师阅片时，应观察是否存在急性肾损伤的常见病变。这些病变不等同于所有急性肾损伤患者的病变，因为大多数患者未行肾活检检查。成人最常见的病变是血管炎，通常占活检标本的 1/4 以上。其他常见病变，由多到少依次为病理上不明原因的单纯急性肾小管损伤、急性间质性肾炎、血栓性微血管病、轻链管型肾病（骨髓瘤肾病）和急性感染后肾小球肾炎。剩余疾病总和通常少于活检标本的 1/10。

超过一半的儿童活检标本属于以下三种疾病之一：过敏性紫癜性肾炎、溶血性尿毒症综合征和急性间质性肾炎。其他可能疾病是狼疮性肾炎，病理上不明原因的单纯急性肾小管损伤，急性感染后肾小球肾炎，以及一系列其他疾病。轻链管型肾病（骨髓瘤肾）不发生于儿童。除过敏性紫癜性肾炎外，其他血管炎性病变少见。值得注意的是，除观察到明显的皮质坏死外，病理医师还可利用低倍显微镜评估急性和慢性肾小管损伤的相对数量，发现部分少见疾病，包括淋巴瘤或其他肿瘤的浸润（图 7.11）。

7.10　是否有肾血管炎的表现？

因为血管炎是成年急性肾损伤患者肾活检最常见的病变，所以诊断时应该始终考虑到这一点。血管炎通常是一种多系统疾病，临床症状有发烧、关节痛、肌痛、体重减轻、上呼吸道症状、神经体征和皮疹。血尿和蛋白尿常见，但肾病综合征不常见。血管炎累及肾脏几乎总是表现为肾小球病变，可以称为血管炎性肾小球肾炎。既往曾有其他命名，但都不尽人意，如局灶性节段性血栓和坏死性肾小球肾炎、抗中性粒细胞胞浆抗体或 ANCA 相关性肾小球肾炎、肾小球肾炎伴新月体或新月体性肾小球肾炎、寡免疫复合物性肾小球肾炎、寡免疫复合物性新月体肾炎和急进性肾小球肾炎。

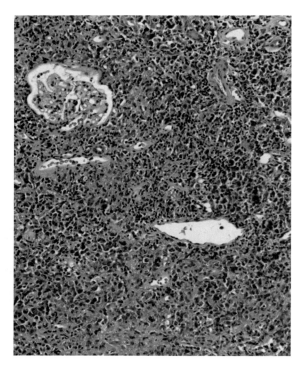

图 7.11　肾活检标本中的皮质部分，77岁女性，胰岛素抵抗即 2 型糖尿病，慢性肾功能不全急性加重。可见密集的淋巴细胞样浸润。诊断为非霍奇金淋巴瘤。

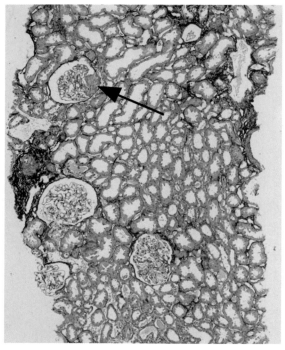

图 7.12　肾活检标本中的皮质部分，47岁男性，多系统疾病，抗中性粒细胞胞浆抗体弱阳性，血尿，蛋白尿，肾功能正常。一个肾小球内可见小的急性节段性血管炎性病变（箭头所指），这足以诊断肾血管炎。

7.11　血管炎性肾小球肾炎的诊断

血管炎性肾小球肾炎严重程度不等，可以表现为一个肾小球小的节段性病变，也可以表现为全部肾小球被损毁以及介于二者之间。也就是说，正如其他命名所描述的那样，该病可以表现为局灶性和节段性病变，局灶性和全球性病变，弥漫性和节段性病变，弥漫性和全球性病变。

如图 7.12 所示，血管炎性肾小球肾炎是可以通过一个异常肾小球病变就足以明确诊断的肾脏疾病之一。

血管炎性肾小球肾炎不是静态的，会随时间变化。

病理医师可发现的最早期变化是 PAMS 染色条件下肾小球内节段性血栓形成，毛细血管袢破裂（图 7.13）。其后可见纤维蛋白和细胞成分在鲍曼氏囊腔内受累毛细血管袢沉积（图 7.14、图 7.15）。细胞由巨噬细胞和上皮细胞组成，有时还含有中性粒细胞和巨细胞。有些情况下鲍曼囊破裂。纤维组织逐渐沉积，细胞消失（图 7.16）。最终瘢痕形成。病变位于原始鲍曼囊腔内，瘢痕的边界清晰，由部分肾小球血管袢和部分鲍曼氏囊腔演变而来，粘附于鲍曼氏囊壁（图 7.17）。

血管炎性肾小球肾炎的肾小球病变表现为一个毛细血管袢到整个肾小球的任何范围受累（图 7.16）。节段性病变通常边界清晰，易于辨识（图 7.12—图 7.15、图 7.17）。该特征有助于鉴别血管炎性病变，尤其是晚期病变，原因在于其他节段性病变边界不清，尽管毛细血管袢也会和鲍曼囊粘连，但不会突入鲍曼囊腔。新月体一词是血管炎性病变的常用术语，如肾小球肾炎伴新月体形成，但这样应用存在问题，正如本书第 6 章中狼疮性肾炎章节所讨论的那样。一般来说，新月体是指鲍曼囊腔中的一群细胞。病理医师面临的一个问题是，要明确多少个细胞组成的细胞群才能被称为新月体。有些定义没有说明，有些则定义了群体的大小，比如鲍曼囊腔的一半以上，或四分之一以上，或十分之一以上。世界卫生组织的定义是部分或完全填满鲍曼囊腔中的两层或以上的细胞。在任何定义下，新月体都不是血管炎性肾小球肾炎的固有特征。新月体也

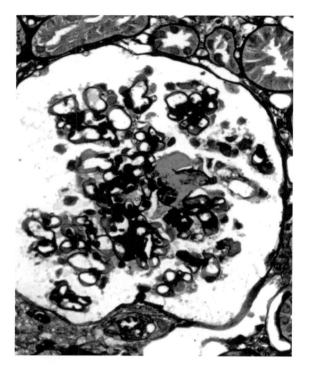

图 7.13　肾活检标本中肾小球，73 岁女性，皮肤紫癜、血尿、蛋白尿和急性肾损伤。PAMS 染色可见一处小的节段性血栓形成和毛细血管袢破裂，这是血管炎性肾小球肾炎可识别的最早期病理表现。

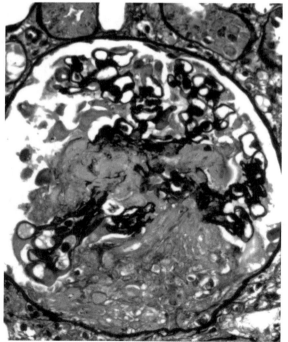

图 7.14　图 7.13 所示 73 岁女性患者肾活检标本中的另一个肾小球。病变范围较前者大，可见血栓形成，毛细血管袢破裂，鲍曼囊腔内细胞增生。

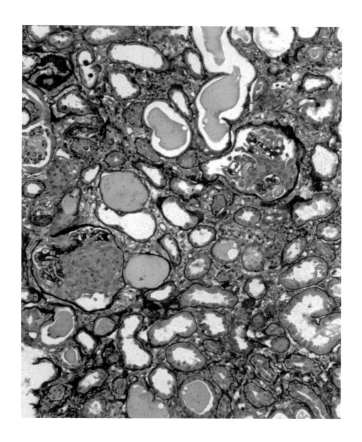

图 7.15　67 岁女性肾活检标本中皮质部分，临床表现有鼻出血、口腔溃疡、胸片示肺部浸润、关节痛、cANCA 强阳性、血尿、蛋白尿和急性肾损伤。两个肾小球毛细血管袢可见节段性破坏，鲍曼囊腔内细胞增生，是血管炎性肾小球肾炎活跃期。临床诊断为肉芽肿性多血管炎，以前名称为韦格纳肉芽肿（Wegener's granulomatosis）。这个词通常发音是 vayg-a-ner。据 1937 年报道，1936 年在德国布雷斯劳举行的一次会议上，韦格纳报告了他认为是感染性疾病的三个人的尸检结果：鼻部肉芽肿性炎症、全身性动脉炎和肾小球肾炎（WEGENER F. On generalized septic vessel diseases［J］. Translated in Thorax 1987（42）:918-919）。弗里德里希·韦格纳 (Friedrich Wegener，1907—1990) 在德国取得医学资质，先后在基尔和其他地方当病理医师。据说他在 1936 年对上述患者之一首次进行尸检。术语韦格纳肉芽肿似乎最早使用于 1947 年，于 1954 年 G.C.Godman 和 J.C.Churg 发表的论文后得到了更广泛应用。德国汉诺威的肾病学家 Alexander Woywodt 和美国明尼苏达州梅奥诊所风湿病学家 Eric L.Matteson 在 2000 年—2006 年对韦格纳进行了调查，在此之前，几乎没有人知道韦格纳的过去。他们揭示韦格纳曾是纳粹党的活跃分子。1944 年，波兰德国战争罪行起诉机构将韦格纳上报给联合国战争罪行委员会，因为他出现在战犯和安全嫌疑犯的主要通缉名单上，但是他未被监禁或审讯。鉴于此，各种风湿病和肾脏病学术组织在 2011 年提出，使用肉芽肿性多血管炎一词替代韦格纳肉芽肿病。

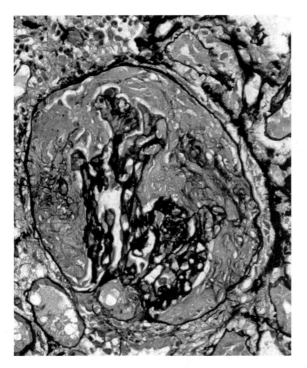

图 7.16 图 7.15 所示的 67 岁女性患者肾活检标本中的肾小球。鲍曼囊腔充满细胞。PAMS 银染色可见细胞间开始出现纤维化，这是血管炎性肾小球肾炎恢复早期的表现。

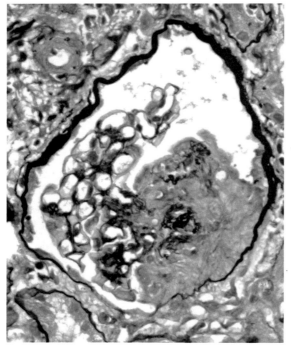

图 7.17 图 7.15 和图 7.16 所示的 67 岁女性患者肾活检标本中的肾小球。在 PAMS 染色的切片上，可见一个界限清晰的纤维性节段性病变，病变处肾小球结构破坏，球囊粘连。这是血管炎性肾小球肾炎恢复期的改变。

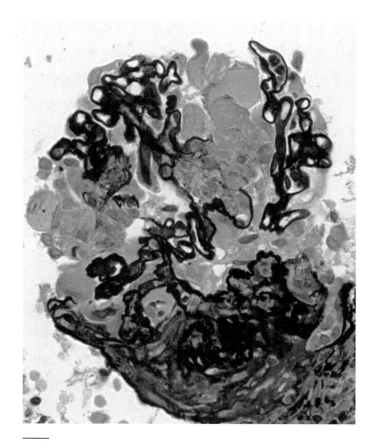

图 7.18　肾活检标本中的肾小球，42 岁男性，哮喘、神经病变、关节病变、血尿、蛋白尿、肾功能正常。PAMS 银染色，部分肾小球可见边界清晰的纤维性节段性病变，位于鲍曼囊腔内，其内可见毛细血管袢陈旧病变，球囊粘连。肾小球的其余部分可见活动性病变，毛细血管袢破裂，表面见细胞增生。该肾小球表现为急性和慢性病变同时存在。临床诊断为嗜酸性肉芽肿性多血管炎，以前称为 Churg Strauss 综合征，发音为 tchurg 和 strowss。由纽约西奈山医院的雅各布·丘格（Jacob Churg），也称为杰克（Jack，1910—2005）和洛特·施特劳斯（Lotte Strauss，1913—1985）报道的病例（CHURG J, STRAUSS L. Allergic granulomatosis, allergic angiitis and periarteritis nodosa. American Journal of Pathology，1951（27）：277-294）。丘格于 1936 年从波兰、施特劳斯于 1938 年从德国先后移居美国。丘格是肾脏病理医师，施特劳斯是儿科病理医师。Churg Strauss 综合征一词于 1961 年首次使用。

可见于急性感染后肾小球肾炎、膜增生性肾小球肾炎以及其他疾病。

新月体肾炎这一术语的精确度也存在问题，即因人而异。一些病理医师认为至少一半范围的肾小球存在新月体的情况下才能应用这个术语。

血管病变随着时间的推移而改变，不同阶段的病变可以出现在同一活检标本中（图 7.15—图 7.17），甚至同一肾小球中（图 7.18）。在一些患者中，肾血管炎是一次发作引起的，而在另一些患者中，血管炎则是长期进展的过程。最初的急性病变恢复后，可能在不同时期复发。

通常低倍镜就可以观察到血管炎的肾小球病变。肾小球计数应按常规方法，在高倍镜下记录肾小球总数、球性硬化及有血管炎性病变的肾小球数目。上述病变可以分为不同阶段，例如，如果发现血栓形成或毛细血管袢破裂或鲍曼囊腔中细胞增生，则为急性期或活动期；如果细胞间出现纤维化，则为进展期；如果肾小球内出现纤维化区域，则为慢性期。在典型的血管炎性肾小球肾炎中，远离节段性病变的毛细血管袢通常正常，免疫组织学研究显示，远离血管炎性病变毛细血管袢无免疫球蛋白沉积，这就是术语"寡免疫复合物性肾小球肾炎"的来源。其中 pauci 一词来自拉丁词，词意是"很少"，发音为 in lawn 或 in harm。

肾血管炎性病变并非仅累及肾小球。

（1）肾小管。急性肾损伤时存在急性肾小管损伤。如果疾病持续数周或更长时间，可出现肾小管萎缩，其范围广于接受活检患者年龄因素导致的肾小管萎缩。偶有肾功能正常的疑诊血管炎患者进行肾活检检查，此时肾小管可能是正常的（图 7.12）。多数活动性血管性肾小球肾炎肾小管内可见红细胞，这是一个独特表现。肾小管内出现红细胞可见于多种疾病，但表现不同。肾活检创伤导致的新鲜出血，完整红细胞清晰可辨，分散排布，通常出现在标本边缘的肾小管中（图 7.19）。血管炎性肾小球肾炎肾小管内通常可见浓稠或脱色的红细胞，细胞破裂，血红蛋白释放，称为红细胞溶解。标本中心及边缘的肾小管均可出现。如果在切片上可见该型红细胞，但是肾小球正常，病理医师应观察更多的切片，可能至少有一个肾小球有血管炎性病变。

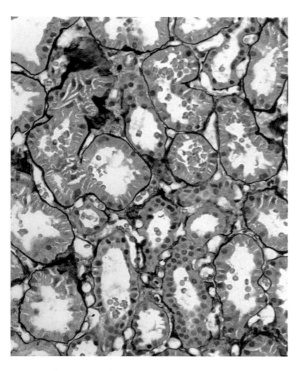

图 7.19　37 岁男性患者的肾活检标本的皮质部分，蛋白尿，无血尿。数个肾小管管腔内可见红细胞，是活检创伤导致的。这种表现与活检前肾小管出血不同，如图 7.20 所示。

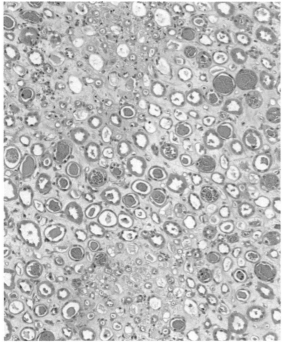

图 7.20　肾活检标本中的髓质部分，52 岁，男性，患有多系统疾病，抗中性粒细胞胞浆抗体弱阳性，血尿，蛋白尿，急性肾损伤。许多肾小管内可见血液成分，比图 7.19 所示的小管中血液成分更浓稠。该表现提示血管炎性肾小球肾炎的可能。图 7.21 和图 7.23 所示为同一标本皮质部分。

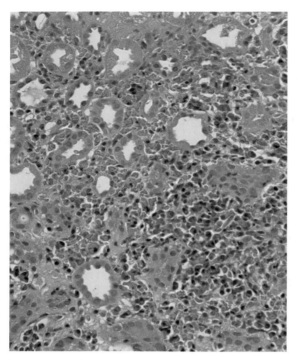

图 7.21 52 岁男性患者肾活检标本的皮质部分，髓质部分如图 7.20 所示。肾间质中可见大量的、片状的炎细胞浸润，伴出血。这是血管炎性肾小球肾炎的特征，同一标本如图 7.23 所示。

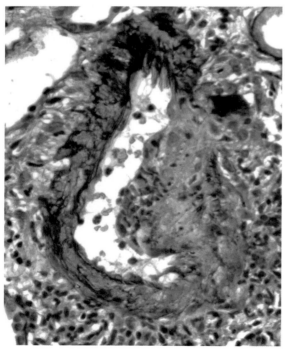

图 7.22 58 岁女性患者的肾活检皮质部分，患者患有鼻溃疡、多发性单神经炎、cANCA 阳性，血尿。小叶间动脉部分管壁纤维素样坏死，炎细胞浸润。

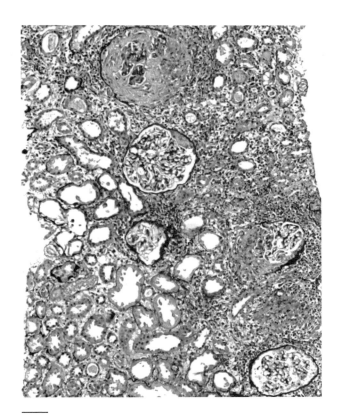

图 7.23　图中所示为肾活检标本中的皮质部分，髓质部分如图 7.20 所示，皮质部分如图 7.21 所示。低倍镜下可见多种病变，包括急性肾小管损伤、肾小管内出血、肾间质炎性细胞浸润、急性节段性肾小球病变和急性球性肾小球病变。部分肾小球鲍曼囊破裂。均为肾血管炎的特点。

（2）肾间质。血管炎性病变，肾间质常见混合性炎症细胞浸润，有时伴有大量的嗜酸性粒细胞。这是血管炎的部分表现，不应该附加急性间质性肾炎的诊断。肾间质也可见出血（图 7.21）。

（3）肾血管。肾活检标本中可见与血管炎肾小球肾炎相关的动脉炎或小动脉炎。受累血管甚至可能不位于皮质或髓质（图 4.6、图 7.22），这种病变通常较零散。血管肌层被嗜酸性物质取代，称为纤维素样坏死。血管管腔内可见血栓，管壁可见多种类型炎性细胞浸润。当破裂中性粒细胞表现突出时，称为白细胞破碎性血管炎。

肾小球、肾小管、肾间质和肾血管病变的存在，使得除了最轻微的血管炎外，低倍镜下可以非常明显的诊断活动性血管炎（图 7.23）。已经存在血管炎性肾小球肾炎的分类系统，但却没有给比两个简单指标更有用的预后指标，一个是临床发病时的肾功能，另一个是病理所有正常肾小球所占的比例。

7.12　肾血管炎的临床表现

血管炎性疾病的分类是人为的，故分类之间存在重叠。许多血管炎患者可以得到令人满意的临床诊断，但即使在几种不同疾病中，肾活检病理却可能是相同的。

数种疾病可以表现为肾血管炎，其余肾小球正常，无明显的免疫球蛋白沉积。病理医师不能通过肾活检病理进行鉴别。常见的累及肾脏的血管炎性疾病包括肉芽肿性多血管炎（以前称为韦格纳肉芽肿）以及显微镜下多血管炎。小血管炎的发音是 Polly-Ange-ee-Ey-tiss。其他血管炎性疾病还有以前称为 Churg Strauss 综合征的嗜酸性肉芽肿性多血管炎，以及与感染性心内膜炎相关的血管炎。根据目前的定义，如果确诊血管炎性肾小球肾炎，则不能诊断结节性多动脉炎。抗甲状腺药物丙基硫氧嘧啶和降压药物肼苯哒嗪是肾血管炎的少见病因。尽管命名为肉芽肿性多血管炎，但该病肾脏组织中无肉芽肿病变（图 7.15、图

7.16、图 7.17）。肉芽肿的严格病理定义是显微镜下显示伴有或不伴有其他细胞的巨噬细胞局部聚集，如肺结核或结节病。韦格纳所说的肉芽肿是血管炎造成的肾小球球性破坏。肉芽肿性多血管炎是一种慢性活动性炎症，可表现为真性肉芽肿和动脉炎，累及鼻、鼻窦、中耳和呼吸道的其他部分，可出现肾血管炎，累及肾动脉尺径的动脉。血清中通常存在抗中性粒细胞胞浆抗体。通过某些试验，可在细胞质内检测到被称为胞浆型抗中性粒细胞胞浆抗体或 cANCA 的抗体，大多数 cANCA 识别抗原是蛋白酶 3。在明确活检标本是否存在血管炎时，病理医师不应被抗体是否阳性所左右，因为 cANCA 不是肉芽肿病性多血管炎的特异性抗体，有时可以表现为阴性。这也说明术语 ANCA 相关性肾小球肾炎的不足。

显微镜下多血管炎是指至少一个器官（通常是肾脏）出现小血管炎，有时伴有累及肾动脉大小尺径血管的动脉血管炎，但没有肉芽肿性多血管炎呼吸道症状。如果病变只累及肾脏，则应称为肾局限性显微镜下多血管炎，或肾局限性血管炎。通过某些试验，常可在血清中检测到针对中性粒细胞胞浆的抗体，呈特征性核周分布，称为核周型抗中性粒细胞胞浆抗体或 pANCA，pANCA 识别抗原是髓过氧化物酶。该抗体不是显微镜下多血管炎的特异性抗体。

虽然嗜酸性肉芽肿性多血管炎可出现不同器官的嗜酸性粒细胞浸润，但在所有血管炎性疾病中可出现肾间质的急性嗜酸性粒细胞浸润，这并非嗜酸性肉芽肿性多血管炎的证据。哮喘和血嗜酸性粒细胞增多是该病的临床特征，抗中性粒细胞胞浆抗体 cANCA 或 pANCA 通常阳性（图 7.18）。

结节性多动脉炎现在少见。该病累及动脉血管炎。如果存在血管炎性肾小球肾炎，临床诊断可能需要修正为其他血管炎性疾病。乙型肝炎病毒感染偶见于结节性多动脉炎。所有血管炎都可出现巨细胞性动脉炎，但这种情况少见（图 7.24）。

感染性心内膜炎可以通过几种机制累及肾脏。其中血管炎最为常见。感染性心内膜炎的血管炎性肾小球肾炎过去称为局灶性栓塞性肾炎和栓塞性非化脓性局灶性肾炎。感染性心内膜炎还可通过以下机制累及肾脏：急性感染后肾小

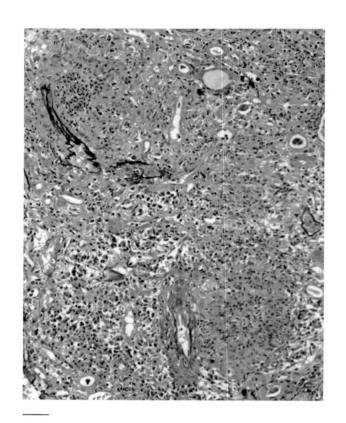

图 7.24　肾活检标本中的皮质部分，69 岁男性，皮肌炎和肺纤维化的慢性病史，近期出现急性肾损伤、血尿和蛋白尿。可见严重的急性肉芽肿性动脉炎。免疫抑制剂治疗有效。

球肾炎、内膜增生性肾小球肾炎、栓塞致肾梗死、严重低血压致肾皮质坏死，以及低血压或脓毒症致单纯急性肾小管损伤。治疗感染性心内膜炎的抗生素可导致急性肾小管损伤或急性间质性肾炎。上述病变可叠加。通常，病理申请单需提及感染性心内膜炎，有助于病理诊断。血管炎性肾小球肾炎可能是肾小球内皮细胞损伤的结果。在炎症介质介导下，表达于中性粒细胞膜上的蛋白酶 3 或髓过氧化物酶，与抗中性粒细胞胞浆抗体结合，活化中性粒细胞，与内皮细胞相互作用，从而损伤内皮。如果肾脏病变多为急性，而非慢性，积极的免疫抑制剂治疗效果良好。疗效亦取决于肾外血管炎的严重程度，以及患者的一般状态。

7.13 如何识别肾血管炎病变？

另有 4 种疾病可以表现为肾血管炎性病变，通过病理能够鉴别，主要表现为肾小球上可见免疫球蛋白沉积。病理报告中血管炎性肾小球肾炎或寡免疫复合物血管炎性肾小球肾炎的诊断，不包括下述的 4 种疾病之一，即过敏性紫癜性肾炎、狼疮性肾炎、Goodpasture 综合征和冷球蛋白血症性肾小球肾炎。

7.14 与寡免疫复合物血管炎性肾小球肾炎鉴别的疾病之一：过敏性紫癜性肾炎（IgA 血管炎）

IgA 血管炎是一种肾小球血管炎性病变的疾病，但远离血管炎病变的肾小球也出现异常，表现为系膜增生，甚至出现系膜旁基底膜分层。免疫组织学检查可见系膜区 IgA 沉积，提示为过敏性紫癜性肾炎，也可称为 IgA 血管炎，或血管炎性 IgA 肾病，或类似的术语（图 7.25—图 7.27）。从广意上来说，该病是 IgA 肾病的一部分，而非独立疾病。过敏性紫癜性肾炎 IgA 免疫荧光强度可

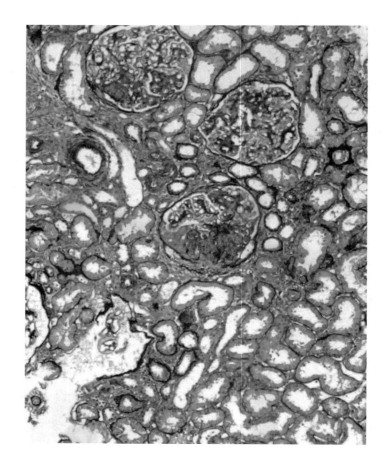

图 7.25　肾活检标本中的皮质部分，33 岁女性患者，急性肾损伤、肾功能轻度受损，血尿、蛋白尿，活检前两年有皮疹和关节痛病史。少许肾小管可见萎缩和急性损伤。肾小球内可见血管炎性节段性病变。免疫组化显示 IgA 在系膜区沉积，诊断为过敏性紫癜性肾炎。肾小球病变如图 7.26 所示（高倍镜）。该病名称为 Henoch Schönlein 综合征，英文通常读作 Hee-Nock 和 Shern-line。即现在所说的过敏性紫癜，它最早于 1948 年首次命名为亨 - 舒综合征（Henoch Schönlein syndrome）。有时，在英语中，Schönlein 被拼写为 Schoenlein，以避免使用元音变音符号。Schönlein 位于 Henoch 之前，但现在该疾病的命名 Schönlein 位居 Henoch 之后。Eduard Heinrich Henoch（1820—1910）出生于柏林，同 Virchow 一样是 Schönlein 的学生（图 4.5）。1868 年，时下称为儿科医生的 Henoch 报告了该病，患儿临床表现为紫癜、关节痛、肠绞痛和肠道出血。他后来补充了与肾脏疾病的相关性。Johann Lukas Schönlein（1793—1864）是维尔茨堡的病理学和治疗学教授，后来是苏黎世和柏林的医学教授。他的学生根据他的演讲编写的不同版本教科书中有关于关节疼痛和皮疹的描述。在 1834 年的版本中，Schönlein 提到少尿是这种疾病的一种表现。似乎是在 1968 年首次报道了过敏性紫癜性肾炎中发现 IgA 沉积，但作者没有重视这一点。作曲家 Wolfgang A Mozart（1756—1791）很有可能在孩提时代患有过敏性紫癜，并反复发作。他在生命的最后几个月里一直生病，35 岁时死于肾衰竭。他的中间名几乎总是被说成是阿马迪乌斯，尽管他只是在开玩笑的时候才用到这个名字。他更多地使用中间名 Amadé 或 Amadèor Amadeo 替代他出生时登记的名字。

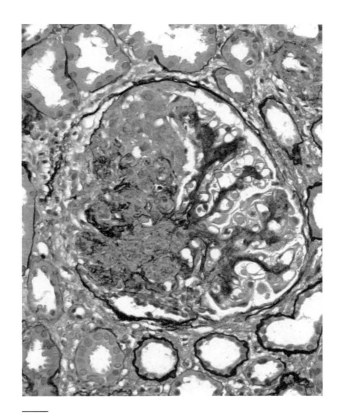

图 7.26　肾活检标本中的肾小球，33 岁女性，过敏性紫癜性肾炎，肾皮质病理如图 7.25 所示。鲍曼囊腔内可见一个急性节段性病变，毛细血管袢断裂，细胞增生，但这不像图 7.12、图 7.15 和图 7.17 中其他类型血管炎性病变那样界限清晰。剩余毛细血管袢也出现异常，可见系膜增生，免疫组织学检查可见 IgA 沉积。

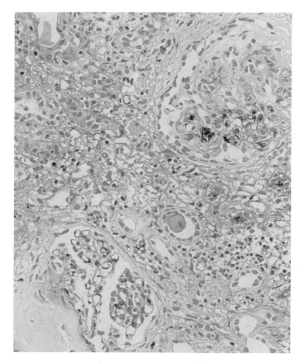

图 7.27 肾活检标本的皮质部分，34 岁女性，急性肾损伤、血尿和蛋白尿，免疫过氧化物酶染色法检测 IgA 沉积。肾小球所见与图 7.26 相似，在远离血管病变的系膜区可见 IgA 沉积，另一肾小球可见轻度 IgA 沿系膜区沉积。提示为过敏性紫癜性肾炎。

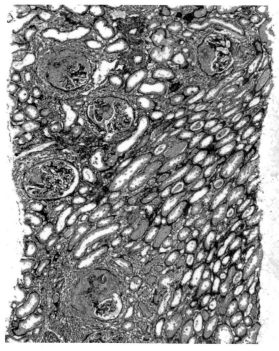

图 7.28 52 岁男性患者的肾活检标本，多系统疾病，包括上呼吸道疾病、cANCA 强阳性、急性肾损伤、血尿和蛋白尿。肾小球可见急性血管炎性病变。免疫组织学检查可见 IgA 在系膜区沉积，即使如此，仍诊断为血管炎性肾小球肾炎，符合 IgA 肾病并发芽肿性多血管炎的表现，而不是过敏性紫癜性肾炎。这是因为血管炎性病变比过敏性紫癜性肾炎更广泛，界限更清晰，对肾脏总体影响更严重，而且病变都处于同一阶段。临床和血清学结果支持 IgA 肾病并发肉芽肿性多血管炎这一诊断。

能弱于大多数无血管炎性病变的 IgA 肾病，或许是因为 IgA 沉积被急性肾小球病变所掩盖。

通常，过敏性紫癜性肾炎肾小球可见特征性的血管炎性病变，但有时这些病变似乎不典型，特别是它们不像一般血管炎性病变那样边界清晰（图 7.26）。在苏木精 - 伊红染色的切片上，既有肾小球血管炎性病变，又有系膜异常增生表现，则提示紫癜性肾炎的可能性很大。如存在 IgA 沉积就可以诊断过敏性紫癜性肾炎。

当前已经制订了过敏性紫癜性肾炎的分级标准，但没有一种标准在指导治疗或提示肾功能预后方面特别实用。肾活检时慢性损伤的程度是可以从活检样本中得出的最有力的预后指标。

一般来说，过敏性紫癜性肾炎只有少数肾小球出现血管炎性病变，这些肾小球通常处于不同阶段，有些处于病变活动期，有些处于病变慢性期。如果血管炎性肾小球肾炎较严重且病变都在同一阶段，同时发现 IgA 在肾小球沉积，则提示更有可能 IgA 肾病和血管炎性肾小球肾炎同时发病，如肉芽肿性多血管炎，而非过敏性紫癜性肾炎（图 7.28）。这是肾活检病理可见多种疾病共存的一个范例。临床表现和血清学的结果，如肺血管炎性病变和高滴度的 cANCA，有助于鉴别是 IgA 肾病伴合并肉芽肿性多血管炎，而非过敏性紫癜性肾小球肾炎。

过敏性紫癜是一种系统性疾病，可有关节痛、皮疹、腹痛、黑便、血尿、蛋白尿和急性肾损伤等表现。该病多发于儿童，往往可以治愈，故通常未行肾活检检查，至少在临床表现最严重的时候未行肾活检。肾活检病理通常表现为过敏性紫癜性肾炎，但也可能表现为 IgA 肾病而无血管炎性病变。

成人过敏性紫癜不太常见，肾活检病理中，大约一半的病理为过敏性紫癜性肾炎，另一半为 IgA 肾病不伴血管炎性病变。过敏性紫癜性肾炎也常见于肾外无紫癜临床表现的成人，与活检时有血管炎性皮疹或其他全身症状成人一样多见（图 7.25—图 7.27）。广义上来说，大约 1/10 的 IgA 肾病患者肾活检病理表现为过敏性紫癜性肾炎，而无系统性过敏性紫癜表现。

7.15 与寡免疫复合物血管炎性肾小球肾炎鉴别的疾病之二：狼疮性肾炎

另一种可表现为血管炎性病变的疾病是狼疮性肾炎。通常情况下，系统性红斑狼疮的临床诊断早于肾活检，尤其是年轻女性。狼疮性肾炎常出现多种肾小球病理改变，同时出现多种肾小球病变提示诊断为狼疮性肾炎（图6.54—图6.57）。免疫组织学检查可见多种免疫球蛋白沉积便可进一步确诊（图6.62）。

7.16 与寡免疫复合物血管炎性肾小球肾炎鉴别的疾病之三：肺出血－肾炎综合征（抗肾小球基底膜病）

如果病变早期活检标本中出现严重的急性血管炎性肾炎的表现伴均一的弥漫性肾小球病变，病理诊断拟诊为肺出血-肾炎综合征也称抗肾小球基底膜病或 Goodpasture 综合征（图 7.29）。该疾病由肾小球基底膜抗体介导。诊断基于免疫组织学检查发现 IgG 和补体沿肾小球基底膜呈线性沉积（图7.30）。

当几乎所有的肾小球基底膜毁损时，通过免疫组织学确诊肺出血-肾炎综合征非常困难。本病罕见，可发生于任何年龄，表现为急性肾损伤，伴血尿和蛋白尿。可出现提示肺出血的咯血症状。伴有咯血的弥漫性和球性血管炎性肾小球肾炎并非均为肺出血-肾炎综合征。Goodpasture 综合征或肺／肾血管炎综合征适用于肾小球基底膜抗体阳性的肾血管炎伴肺出血。

偶尔会出现肾小球基底膜抗体和抗中性粒细胞胞浆抗体（ANCA）双阳性。两种抗体阳性较仅有肾小球基底膜抗体阳性而言，肾脏和其他器官更易发生小动脉炎和动脉炎。

肺出血-肾炎综合征与某些 HLA 的 DR 等位基因密切相关。这些等位基

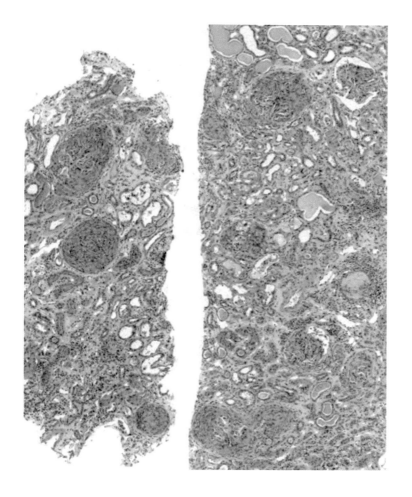

图 7.29　肾活检标本皮质部分，69 岁男性，急性肾损伤，血尿，蛋白尿，无其他系统疾病。几乎每个肾小球病变均为同一早期阶段，表现为球性血管炎性病变。免疫过氧化物酶检查证实为抗肾小球基底膜病或肺出血 - 肾炎综合征或 Goodpasture 综合征，如图 7.30 所示。英文命名中的"Good"和"pasture"按常规方式发音。Ernest William Goodpasture（1886—1960）在 1918 年 9 月对流感大流行时两个因流感丧失的年轻病人进行尸检，当时他是马萨诸塞州切尔西美国海军医院的病理医师，他在哈佛医学院时报告了该病例（GOODPASTURE E W. The significance of certain pulmonary lesions in relation to the etiology of influenza［J］. American Journal of the Medical Sciences，1919（158）:863-870）。两人中一人合并肺外疾病，为 18 岁男性，出现肺出血，脾脏和小肠血管炎，肾小球疾病，表现为鲍曼囊腔内出现纤维蛋白性渗出物和毛细血管袢增生。1958 年，M.C.Stanton 和 J.D.Tange 建议将肺出血和肾小球肾炎综合征命名为 Goodpasture 综合征，他们没有注意到 Goodpasture 报告的男性患者的脾脏和肠血管炎。当 1964 年发现 IgG 在肾小球基底膜线性沉积后，说明 Goodpasture 综合征与抗肾小球基底膜抗体相关，Goodpasture 病开始被正式使用。Goodpasture 报告的肾病男性患者患 Goodpasture 综合征，但可能没有肾小球基底膜抗体，抗肾小球基底膜抗体现在被认为是诊断 Goodpasture 病的必要条件。Goodpasture 对病毒学发展做出了贡献，他证明了许多病毒可以在鸡蛋上进行培养。

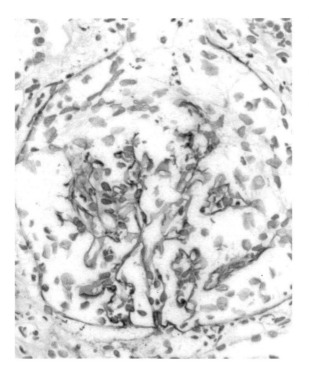

图 7.30　肾活检标本中的肾小球，69 岁男性患者，与图 7.29 为同一患者。免疫过氧化物酶法检测见 C_9 在肾小球残存的基底膜上呈线性沉积，基底膜部分断裂，细胞侵入整个鲍曼囊腔。IgG 沉积部位与 C_9 相似。为抗肾小球基底膜病或肺出血 - 肾炎综合征的特征表现。

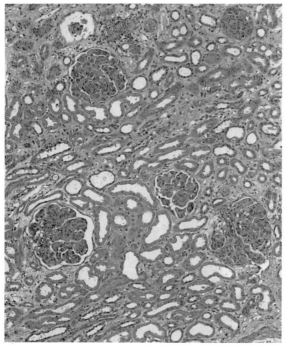

图 7.31　肾活检标本的皮质部分，53 岁男性，急性肾损伤、血尿和蛋白尿。肾小球实变、细胞增生。如图 7.32 和图 7.33 所示，诊断为冷球蛋白血症性肾小球肾炎，冷球蛋白由单克隆 IgM 与多克隆 IgG 组成。

因决定了抗原提呈细胞结合多肽的能力，这些多肽来源于Ⅳ型胶原α3链的非胶原区，或类似的微生物抗原。这导致产生针对位于肾小球基底膜中的Ⅳ型胶原的抗体。

肺出血 - 肾炎综合征治疗难度大于其他类型的血管炎疾病，可能迅速进展为不可逆的肾功能衰竭。

7.17　与寡免疫复合物血管炎性肾小球肾炎鉴别的疾病之四：冷球蛋白血症性肾小球肾炎

冷球蛋白血症性肾小球肾炎很少出现肾小球血管炎性病变，而表现为其他病变，肾小球系膜区异常增宽、基底膜双轨征形成等膜增生性肾小球肾炎的表现。毛细血管袢中出现无细胞成分沉积，提示该诊断（图 7.31、图 7.32）。该物质由聚集的免疫球蛋白组成，免疫组织学研究发现其中含有 IgM，也常含有 IgG（图 7.33）。动脉炎和小动脉炎比血管炎性肾小球肾炎更常见。

冷球蛋白属于免疫球蛋白，可通过冷却血清是否产生沉淀来检测。Cryo-来源于希腊语，表示霜冻，冷冻。如果血液中未检测到冷球蛋白，病理上容易漏诊，但病理学的表现更能确诊。当血浆蛋白突然浓缩时（如脱水时），异常免疫球蛋白沉积于肾小球，但在血清冷却时也有可能不会沉淀。冷球蛋白血症患者血清中补体成分 C_3 和 C_4 浓度通常较低。

冷球蛋白分为几种类型。病理不易区别，通常要通过血清检验结果确定其类型。Ⅰ型冷球蛋白血症是一种单克隆的 IgM，可自行沉淀，多为华氏巨球蛋白血症，源于非霍奇金淋巴瘤。有时，该病肾活检标本只显示副蛋白在肾小球沉积。Ⅱ型冷球蛋白血症是单克隆 IgM 和多克隆 IgG 的混合物，意味着为 IgG 的抗体，具有类风湿因子活性。多数该类型患者罹患慢性丙型肝炎病毒感染，少数患者罹患华氏巨球蛋白血症。Ⅲ型冷球蛋白血症是具有类风湿因子活性的多克隆 IgM 和多克隆 IgG 的混合物，很少出现肾小球疾病。类风湿关节炎及

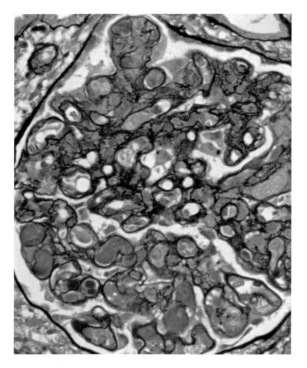

图 7.32　肾脏活检标本中的肾小球，53岁男性患者，冷球蛋白血症性肾小球肾炎，其皮质部分见图 7.31。PAMS 染色下数个毛细血管袢中可见沉积物，几个毛细血管袢基底膜呈双轨样改变，表现为膜增生性肾小球肾炎。免疫组织学结果如图 7.33 所示。

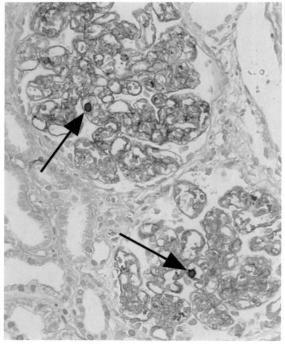

图 7.33　肾脏活检标本中的肾小球，53岁男性患者，冷球蛋白血症性肾小球肾炎，与图 7.31 和图 7.32 所示为同一患者。免疫过氧化物酶检测法可见部分毛细血管袢中 IgM 沉积（箭头所指）。

相关疾病通常是该类型的潜在病因。

过去，当同时存在 IgM 和 IgG 冷球蛋白时，称为混合性冷球蛋白血症，通常是 Ⅱ 型冷球蛋白血症，目前认为多为丙型肝炎病毒感染所致，而并非淋巴瘤疾病。冷球蛋白血症性肾小球肾炎的预后依赖于原发病的预后。

7.18　是否为无血管炎表现的肾小球病变？

急性肾损伤中，出现肾小球病变，但没有血管炎的特征，最可能的疾病是急性感染后肾小球肾炎。

7.19　急性感染后肾小球肾炎的诊断

当肾小球出现弥漫性病变且所有肾小球病变程度相同时，提示急性感染后肾小球肾炎的诊断。肾小球大而实，细胞弥漫增生，内皮细胞肿胀，中性粒细胞、单核细胞浸润（图 6.81）。增生细胞由系膜细胞和内皮细胞组成，不易区分。毛细血管袢可侵入近端小管的起始处（图 6.20）。严重损伤时可在鲍曼囊内形成细胞性新月体，尽管急性感染后肾小球肾炎出现这种特殊病变，其预后仍然较好。

组织切片 PAMS 染色和免疫组织学检查可确诊急性感染后肾小球肾炎。银染色可见单层肾小球基底膜。如果出现双轨征，则诊断为膜增生性肾小球肾炎（图 6.82）。免疫组织学检查显示肾小球系膜区和肾小球基底外侧有大小不一的颗粒状 IgG 和补体沉积（图 6.83），与膜增生性肾小球肾炎的沉积部位不同（图 6.84）。补体较 IgG 存留时间长，有时仅补体阳性。电镜也有助于两种疾病的鉴别（图 6.85、图 6.86）。

单纯急性感染后肾小球肾炎中无 IgA 沉积，如出现 IgA 沉积，提示 IgA 肾病合并急性感染后肾小球肾炎，或者是狼疮性肾炎，血清学检查便于鉴别。

7.20　膜增生性肾小球肾炎的诊断

膜增生性肾小球肾炎与急性感染后肾小球肾炎有相似之处：弥漫性病变、球性病变。较正常肾小球来说，其肾小球体积更大，突变更明显，细胞数量更多（图 6.82）；鲍曼囊中可出现新月体。

与急性感染后肾小球肾炎不同的是，银染色显示许多或全部肾小球基底膜出现双轨征，肾小球内免疫球蛋白大量沉积，沉积部位与急性感染后肾小球肾炎不同。团块状的 IgG、IgM、补体或仅有补体主要沉积在肾小球毛细血管袢内侧，有时也沉积在系膜区（图 6.84）。仅有或主要为补体沉积时提示 C_3 肾病（图 6.87）。狼疮性肾炎可出现膜增生性肾小球肾炎表现，但免疫组织学和血清学检查会提示狼疮的诊断（图 6.55、图 6.56）。

7.21　缺血性肾病的肾小球表现

非肾小球肾炎导致急性肾损伤，肾小球常出现皱缩，与鲍曼氏囊腔的比例小于正常情况，其原因为灌注压低于正常。缺血皱缩使肾小球较正常肾小球实变，基底膜因皱缩显得变厚（图 5.9）。上述表现让人感觉是肾小球肾炎，但没有血管炎的节段性病变，没有急性感染后肾小球肾炎毛细血管袢填塞表现，银染色显示基底膜皱缩。

7.22 急性肾损伤是否排除了肾小球疾病？

急性肾损伤如排除了肾小球肾炎，其病因可能为肾间质、肾小管或血管病变。

7.23 排除了肾小球疾病吗？肾间质组织中是否有导致急性肾损伤的证据？

即使单纯急性肾小管损伤，肾间质也常受累，表现为水肿，肾小管间隙增宽，其间为含有少量细胞的疏松组织（图 7.3 ）。

伴有肾小球疾病的急性肾损伤常出现炎细胞间质浸润，如血管炎性肾小球肾炎、狼疮性肾炎和急性感染后肾小球肾炎（图 6.57、图 7.21、图 7.23 ）。急性间质性肾炎非指上述病变，而是指无肾小球病变的肾间质病变。

7.24 急性间质性肾炎的诊断

急性间质性肾炎，又称急性肾小管间质性肾炎，表现为急性肾小管损伤、间质水肿和炎细胞浸润，炎细胞为不同比例的淋巴细胞、浆细胞、巨噬细胞和嗜酸性粒细胞（图 7.34 ）。通常在肾小管上皮细胞内可见炎性细胞，肾小管管腔内可见细胞和细胞碎片，但这些表现对诊断并不特异（图 7.35 ）。

病理可见多种形态的中性粒细胞，如果中性粒细胞为主，或者中性粒细胞在肾小管内形成脓液，病理上要考虑这些病变是否为上行感染导致的急性肾盂肾炎（图 7.36 ）。后者肾皮质中常出现贯穿皮质的放射状条纹，与条纹分布更均匀的急性间质性肾炎不同，肾小管中可发现细菌或真菌。血行感染在肾脏

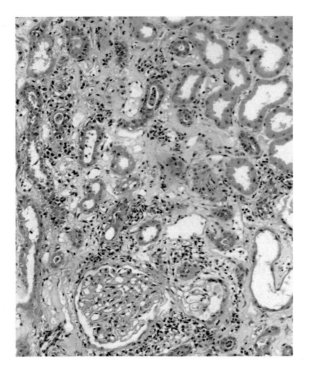

图 7.34　肾脏活检标本的皮质部分，60岁男性患者，急性肾损伤。肾间质内炎细胞浸润，多为淋巴细胞。肾小管上皮细胞可见少量细胞浸润。图 7.35 所示为该切片的其他小管。诊断为急性间质性肾炎，由治疗沙门氏菌肠炎的抗生素引起。

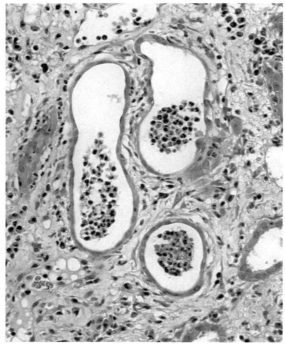

图 7.35　肾脏活检标本的皮质部分，60岁男性患者，急性肾损伤。如图 7.34 所示。少数肾小管内炎细胞浸润，部分出现明显的多形性。急性间质性肾炎中肾小管浸润的炎细胞产生的碎片（图 7.34）和作为上行感染征象的脓液（图 7.36）之间可能无法鉴别。

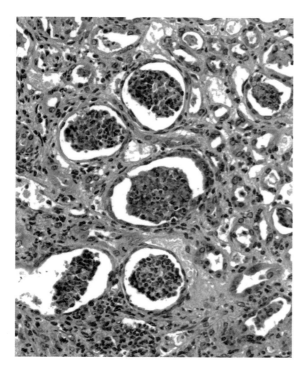

图 7.36　肾活检标本的皮质部分，44 岁男性患者，肾移植术后 6 月。许多肾小管扩张，内含脓栓。革兰氏染色下，肾小管内可见革兰氏阳性球菌。尿液中发现金黄色葡萄球菌。诊断为急性肾盂肾炎。

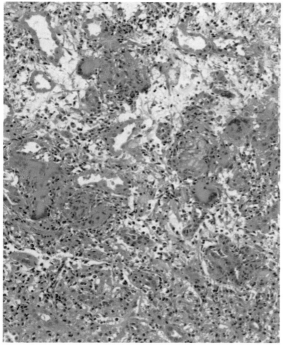

图 7.37　肾活检标本的皮质部分，65 岁男性患者，急性肾损伤。重复急性间质性肾炎伴重度巨细胞浸润的肉芽肿病变，诊断为急性肉芽肿性间质性肾炎，系治疗肝脓肿时抗生素的不良反应。该病理表现难与结核病鉴别，但结合临床表现及齐尔 - 尼尔森染色后未见抗酸杆菌可以鉴别。肉芽肿性疾病如肺结核和结节病，几乎总伴有慢性肾损害表现，如图 7.38 所示。

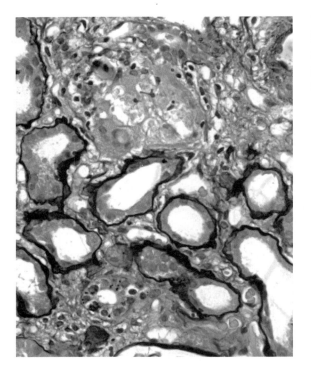

图 7.38　肾活检标本的皮质部分，37 岁女性患者，慢性肾衰竭，临床表现提示结节病。病理显示慢性病变，小的肉芽肿含有巨细胞符合结节病肾损害表现。

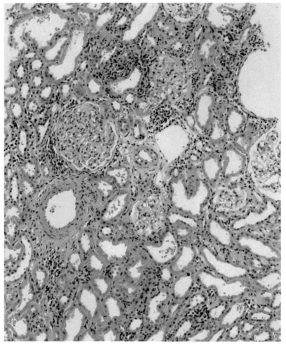

图 7.39　肾活检标本的皮质部分，31 岁女性患者，干燥综合征（Sjögren 综合征）、蛋白尿、低钾血症和肾小管性酸中毒。可见多灶状淋巴细胞浸润，主要分布在集合管周围。这种疾病以瑞典眼科医生 Henrik Samuel Conrad Sjögren（1899—1989）的名字命名。Sjögren 通常读作 shyo-gren。

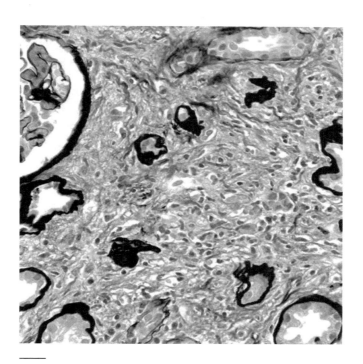

图 7.40　肾活检标本皮质部分，67 岁男性患者，进行性肾功能损害、血尿、蛋白尿和血清多克隆 IgG 和 IgG4 浓度升高。病理表现为慢性病变，可见许多浆细胞、淋巴细胞、嗜酸性粒细胞和其他细胞的混合性慢性炎细胞浸润。浆细胞主要含 IgG，几乎所有浆细胞都分泌 IgG4，上述特征提示 IgG4 相关性疾病，该病例无肾外疾病的资料。

形成的脓肿也充满了中性粒细胞，并可能在肾脏中发现随机分布的病原体。同一肾活检标本上可同时出现急性间质性肾炎和上行或血源性肾盂肾炎表现，任何切片均可看到化脓性感染的病变。一个肾活检标本中可能出现不止一种病变是疾病一般规律的一个范例。病理检查提示临床医师可能存在上行感染或其他感染的可能。无尿患者的泌尿系感染难以诊断，服用免疫抑制剂患者，感染未经治疗可能会产生严重后果。

嗜酸性粒细胞常提示严重的急性间质性肾炎，利于病理诊断，但并非经常出现。如果嗜酸性粒细胞为主，可称为急性嗜酸性粒细胞性间质性肾炎。

在急性间质性肾炎中，可偶见成堆的巨噬细胞，有时伴有少量巨细胞，通常范围小，边界不清，称为急性肉芽肿性间质性肾炎（图 7.37）。而范围大、边界清楚或巨细胞数量多的肉芽肿在急性肾损伤时较少出现，可在慢性肾功能衰竭的活检标本中出现（图 7.38）。

7.25 急性间质性肾炎的病因和相关危险因素

急性间质性肾炎，包括嗜酸性粒细胞性急性间质性肾炎和肉芽肿性急性间质性肾炎等几种病变，由数种病因引起。病理难于明确病因。

常见病因如下：

（1）药物过敏反应，如非甾体类抗炎药物，抗生素，尤其是青霉素类药物和质子泵抑制剂，尽管几乎所有使用过的药物都被认为会引起急性间质性肾炎，但通常证据不充分。

（2）感染，如钩端螺旋体和汉坦病毒感染。

（3）肾小管间质性肾炎 - 眼葡萄膜炎综合征，简称 TINU。年轻女性多发，肾脏疾病可与眼部疾病同时出现，也可提前或滞后。

急性肉芽肿性间质性肾炎合并免疫缺陷疾病较少见，如遗传性或获得性低丙种球蛋白血症。干燥综合征是出现干眼症、黏膜分泌减少及关节炎的一组疾病，可合并急性间质性肾炎，但通常表现为晚期肾损害。几乎都表现为慢性肾功能衰竭，而非急性肾损伤，尽管部分肾单位可出现节段性病变（图7.39）。

IgG4相关性疾病是一组好发于老年人的疾病，各器官出现局限性肿块，或出现大量嗜酸性粒细胞和大部分IgG4阳性浆细胞在内的慢性炎性细胞广泛浸润，后者可通过免疫组织学证实。出现广泛席纹状纤维化，所有席纹状是指存在旋转或侧手翻模式，英文单词storiform来源于拉丁词storea，是一种用灯芯草编织而成的席子，可以变形，或呈现其他形式或图案，但这种特征通常不易看到。血清中IgG4浓度常升高。肾脏可受累，慢性肾功能衰竭比急性肾损伤更常见，有时也会出现蛋白尿甚至膜性肾病导致的肾病综合征（图7.40）。大多数情况下，其他器官和肾脏同时受累。

7.26 排除了肾小球疾病吗？肾小管中是否有导致急性肾损伤的证据？

如果急性肾损伤的肾活检标本缺乏肾小球肾炎或急性间质性肾炎的病理改变，需要在肾小管寻找非单纯急性病变的病理证据，或寻找急性损伤病因的线索。

只有排除了明确导致肾小管本身或肾脏其他组织病变的情况下，才能诊断为急性肾小管损伤或急性肾小管坏死，因为在急性肾损伤的每个标本中都可能出现这种病变。例如，不能诊断为急性间质性肾炎伴急性肾小管损害，因为急性间质性肾炎往往存在急性肾小管损害。

如果仅出现急性肾小管损伤，肾小管毒素（包括庆大霉素等药物）引起的急性肾损伤和缺血（如低血容量、低血压和败血症）引起的急性肾小管损伤表现相似，后者是引起系统性炎症反应综合征的原因之一，多种机制导致肾脏灌注不足。包括许多器官的血管通透性增加，血容量减少，肾脏血管收缩，心肌损伤，继发性低血压。

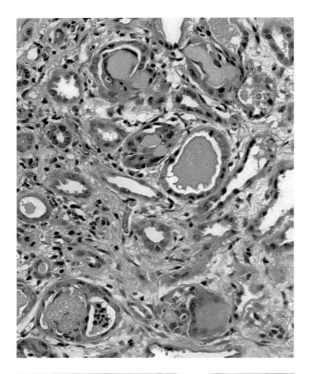

图 7.41　肾活检标本皮质部分，65 岁女性患者，急性肾损伤。部分肾小管萎缩，提示为慢性肾功能不全急性加重。数个肾小管中可见管型，部分管型周围可见巨细胞浸润。诊断为轻链管型肾病（骨髓瘤管型肾病）。活检后，该女患者化验结果显示血清轻链 λ 阳性。

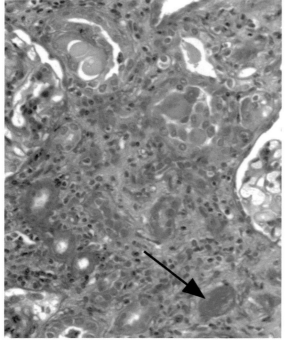

图 7.42　肾活检标本，58 岁女性患者，急性肾损伤，骨髓瘤。PAMS 染色，可见轻链管型（骨髓瘤）与许多疾病包括骨髓瘤导致的常见或普通类型管型不同。轻链管型淡染，周围可见巨细胞，后者深染，周围无细胞（箭头所指）。

临床医学术语肝肾综合征指肝衰竭伴急性肾损伤。因出血风险大，肝功能衰竭伴急性肾损伤患者很少做肾活检检查，但必须排除如血管炎等疾病。如果排除其他明确的病因，病理可见急性肾小管损伤，胆汁管型。肾功能衰竭原因是肾脏血管的严重收缩引起的局部缺血。

7.27 肾小管病变：轻链管型肾病（骨髓瘤管型肾病）

病理医师需要重视骨髓瘤导致的肾小管疾病，尤其是老年患者。有时肾活检可早于其他检查诊断骨髓瘤。术语轻链管型肾病好像优于骨髓瘤管型肾病，尽管两者都意味着异常的免疫球蛋白被肾小球滤过后导致肾小管损害。骨髓瘤还可以通过其他机制损害肾脏，故骨髓瘤肾病概念比较模糊。

当肾小管中出现与常见管型不同的黏稠管型时，提示轻链管型肾病的诊断。骨髓瘤管型看起来干燥、淡染、质脆，可见裂纹，不像通常的管型看起来润滑、深染。肾小管内的骨髓瘤管型周围可见巨细胞，有时多形核细胞（图 7.41），巨细胞是融合的巨噬细胞。偶尔会出现针样管型。肾间质可出现不同类型的炎细胞浸润。PAMS 染色时，骨髓瘤管型几乎不染色，而其他疾病甚至包括部分轻链管型肾病，管型通常深染（图 7.42）。

病变典型时，可以根据 HE 染色诊断，病理诊断不应被临床诊断左右。血清和尿液的临床免疫学检查可辅助诊断。

如果病变轻微，必须通过免疫组织学检查来确诊。在管型和肾小管上皮细胞中，可见不成比例的 κ 或 λ 轻链蛋白沉积（图 7.43、图 7.44）。有时管型经刚果红染色阳性，用偏光显微镜检查切片时，可观察到反常色（图 6.68），但这并不意味着肾脏中有淀粉样蛋白沉积。轻链管型肾病引起的肾衰竭很少恢复。

骨髓瘤及相关副蛋白血症可导致几种肾脏病变，就像糖尿病患者有肾脏疾病，但并非均为糖尿病肾病一样，副蛋白血症患者出现肾脏疾病，病变也可能

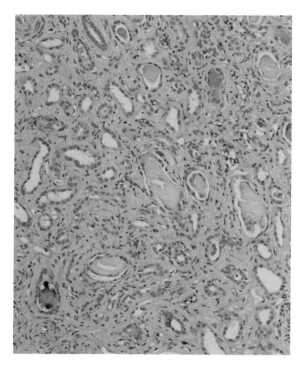

图 7.43　肾脏活检标本中的髓质部分，71
岁男性患者，急性肾损伤，高钙血症。
免疫过氧化物酶染色，大部分管型 λ 轻
链蛋白染色阴性。图 7.44 所示 κ 轻链蛋
白染色切片的连续切片。

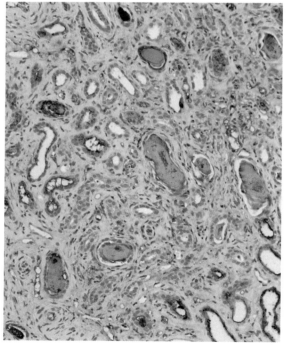

图 7.44　图 7.43 所示切片的连续切片。
免疫过氧化物酶染色法可见管型和管状
上皮细胞 κ 轻链蛋白阳性。肾活检标本
示轻链管型肾病（骨髓瘤肾病），诊断为
副蛋白血症，后通过检测血清 IgA κ 副
蛋白和 κ 本周蛋白等骨髓瘤证据证实。

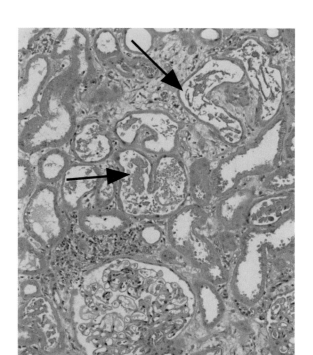

图 7.45　肾脏活检标本皮质部分，85 岁男性患者，急性肾损伤。HE 染色，急性肾小管损伤，数个管型内呈现为红色 / 橙色的雪花状或颗粒状 (箭头所指)。该表现提示肌红蛋白尿症，并通过免疫组织学检查证实，如图 7.46 所示。该男子的血清肌酶浓度升高，病因为酒精中毒性肌病。

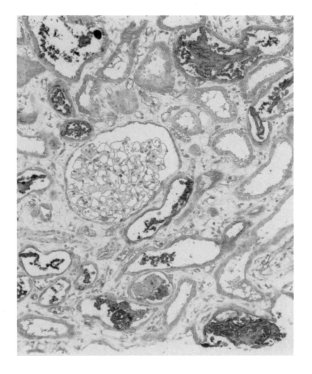

图 7.46　肾脏活检标本皮质部分，85 岁男性患者，肌红蛋白尿症，如图 7.45 所示，免疫过氧化物酶法染色检测肌红蛋白阳性。肾小管内含有肌红蛋白而确诊。

与副蛋白无关。副蛋白血症是老年人常见疾病，即使病理申请单提示副蛋白阳性，肾脏病变也可能与此无关。

与骨髓瘤不同，许多副蛋白血症，缺乏临床表现，和阳性实验室检查结果来给予一个确定的诊断,常被称为意义未明的单克隆免疫球蛋白血症(MGUS)。此种情况下因副蛋白导致肾脏疾病，称为肾脏意义的单克隆球蛋白病(MGRS)。除了轻链管型肾病，副蛋白血症肾损害主要包括 AL 型淀粉样变 （图 6.65—图 6.67、图 6.74—图 6.76)，结节性轻链肾病（图 6.45—图 6.48)，冷球蛋白血症性肾病（图 7.31—图 7.33)。不管是上述疾病还是轻链管型肾病，一个奇怪的现象是上述疾病很少叠加。骨髓瘤或其他淋巴瘤的肿瘤细胞很少出现在肾脏或其周围（图 4.2、图 7.11)。

7.28 肾小管病变：肌红蛋白尿症或晶体性肾病

除骨髓瘤外，还有其它疾病可以通过管型做出诊断。HE 染色时表现为橙色或棕色（图 7.45)，结合免疫组化染色可以诊断肌红蛋白尿（图 7.46)。病理申请单或许会描述骨骼肌损伤或肌炎病史，例如病毒感染，或明确可导致横纹肌溶解的用药史，例如，可卡因或用于降低血脂的他汀类药物。严重溶血，例如血型不合的输血，肾小管中可以看到血红蛋白。

尽管急性或慢性损伤的肾小管标本中可以看到少许结晶，但当急性肾小管损伤中发现大量草酸盐结晶时意味着中毒性肾损害，特别是作为防冻剂的乙二醇中毒。遗传性高草酸尿症、慢性肠道或胰腺疾病合并脂肪吸收不良疾病，肾活检标本中可见大量草酸盐结晶，此时通常为慢性而非急性肾小管损伤。肠道中过量的脂肪酸结合钙，使钙不能与草酸结合，导致草酸吸收增加，称为肠源性高草酸尿症。尽管草酸盐结晶是透明的，不被常规方法染色，但在常规显微镜下，也可以在肾小管中看到。因为结晶具有双折光性，而且看起来很亮（图 7.47、图 7.48)，所以偏光显微镜更容易检测到。

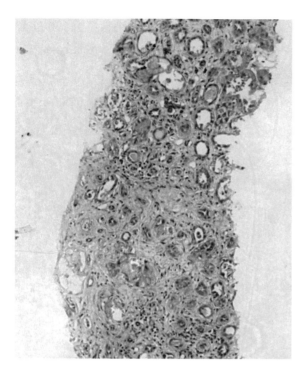

图 7.47 肾脏活检标本的皮质部分，70 岁男性患者，急性肾损伤。可见急性和慢性肾小管损伤，以急性为主。HE 染色后偏光显微镜检查如图 7.48 所示，考虑高草酸尿症。

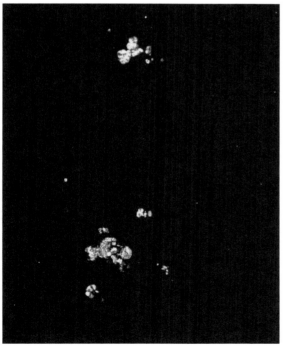

图 7.48 利用偏光显微镜观察图 7.47 所示的切面。在数个小管中可见草酸盐结晶。该男子患有慢性胰腺炎导致的肠吸收不良性疾病。诊断主要是急性肾小管损伤，系肠源性高草酸尿症的并发症。

除了草酸盐，严重高钙血症也可引起急性肾损伤，可见钙盐广泛沉积在肾小管上皮细胞、基底膜以及其他部位。虽然钙盐不具双折光性，但可被苏木精染色，在 HE 染色的切片上可以观察到，经刚果红和范吉森染色，苏木精衬染效果更好。如有必要，可用冯科萨氏染色明确钙盐沉积，更确切地说可证实不溶性磷酸盐和碳酸盐的存在，这些都被认为是钙盐。草酸钙不被冯科萨氏染色。

7.29 排除了肾小球疾病，血管中是否有导致急性肾损伤的证据？

急性肾损伤排除了肾小球肾炎、急性间质性肾炎、轻链管型肾病或其他可确诊的肾小管病变，病因可能为血管病变。

7.30 血管病变：血管炎或栓塞

在活检标本中，很少出现血管炎仅表现为动脉炎和小动脉炎的情况，几乎都存在血管炎性肾小球肾炎（图 4.6、图 7.22、图 7.24）。

急性肾损伤的动脉中出现动脉粥样硬化或血栓性栓塞的病变，几乎都发生于老年患者，有比年龄相关的慢性病变更显著的变化，是肾脏严重慢性缺血的表现（图 7.10）。肾功能衰竭通常是慢性肾功能不全急性加重，而非肾功能正常情况下出现急性损伤。只要一条动脉发现栓塞就可诊断，因为肾活检恰巧选中唯一栓塞的血管的可能性不大，故意味着广泛的肾动脉栓塞。任何肾脏疾病的老年患者都有可能发现栓塞，这是肾活检标本中可能发现不止一种疾病的一个范例。

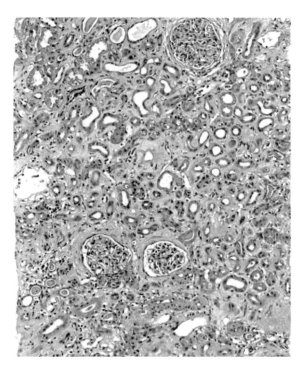

图 7.49 肾活检标本皮质部分，58 岁男性患者，急性肾损伤，严重缺血性心脏病，拟行心脏移植术。肾小管损伤严重，多表现为早期萎缩，皮质受累均一。肾小球接近正常。这些表现提示近期肾脏严重灌注不足。

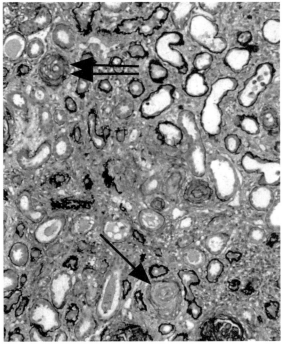

图 7.50 肾活检标本的皮质部分，与图 7.1 所示 30 岁男性为同一患者，急性肾损伤，血栓性微血管病，其中一个小叶间动脉内疏松层增厚（单箭头所指），另一个小叶间动脉内膜出血（双箭头所指）。这些病变符合急进性高血压损害。

7.31　急性肾缺血

肾活检标本中出现广泛的急性肾小管损伤或早期肾小管萎缩，特别是上述病变均一，且大多数肾小球存活，当缺乏解释该病变的肾小球、肾小管或肾间质疾病时，需考虑为近期出现的严重缺血性损害（图7.49）。

有时尽管存在肾脏多发性动脉粥样硬化性栓塞病变，但活检标本却无上述病变表现。另一种可能是通常由于动脉粥样硬化造成的肾动脉主干狭窄，同时患者接受过血管紧张素转换酶抑制剂的治疗。这种治疗可降低肾小球滤过功能，而导致肾功能突然严重恶化。与动脉粥样硬化性栓塞一样，也存在明显的慢性病变背景。还有一种病因是由于由心肌梗塞引起的低血压导致肾脏灌注减少。这种情况下的急性肾损伤通常不行肾活检检查。

肾静脉血栓可引起急性肾小管缺血损伤。在肾病综合征中常见，但肾活检标本中很少见到小静脉血栓（图6.1、图6.2）。血栓性微血管病时，活检标本的小血管出现血栓导致急性肾损伤。

7.32　血栓性微血管病变的诊断

血栓性微血管病的肾皮质小动脉同心圆性内膜增厚，这不同于年龄或非急进性高血压的病变，后者有时称为原发性高血压或良性高血压，虽然"良性"一词对于一个潜在致命的疾病，并不恰当。常规染色可见内膜增厚松散，呈黏液样，染色不良，也被称为洋葱皮样改变（图7.8）。

小动脉另一种病变是部分管壁被几乎不含细胞的物质取代，伊红染色深，称为纤维素样坏死。受累小动脉的管腔被血栓阻塞（图7.9）。动脉或小动脉壁可有出血（图7.50）。纤维素样坏死和血栓形成可延伸至毛细血管袢。

通常肾小球因缺血而严重皱缩，但是毛细血管袢的血管内皮和基底膜之间可出现疏松成分。随之会出现基底膜双轨征，类似于膜增生性肾小球肾炎，但

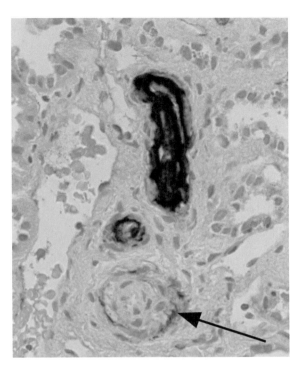

图 7.51　肾活检标本皮质部分，70 岁女性患者，急性肾损伤，硬皮病早期阶段。免疫过氧化物酶法检测到 IgM 在小动脉壁重度沉积，伴纤维素样坏死，小动脉内膜沉积较轻（箭头所指）。诊断为血栓性微血管病，符合硬皮病肾危象表现。

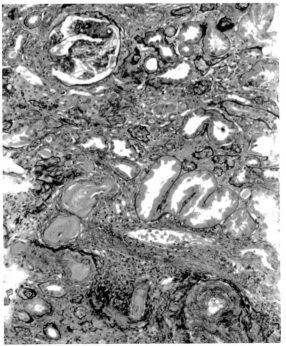

图 7.52　肾脏活检标本的皮质部分，67 岁男性患者，慢性肾衰竭，严重高血压。小动脉明显的透明变性，说明存在确切的纤维素样坏死，小动脉内膜慢性化增厚。这些表现符合晚期血栓性微血管病病理改变，是恶性高血压持续损伤的表现。肾小球可见节段性硬化。

少有或没有免疫球蛋的沉积。此外，伴随系膜溶解而出现系膜消失。如果血管病变非常严重，可出现皮质梗死。受累血管壁无炎细胞浸润、同心圆性改变和动脉中缺乏纤维蛋白样坏死有助于与血栓性微血管病鉴别。

免疫组织学染色可见 IgM 和补体沉积于小动脉、微动脉内膜（图 7.51），也可见于中膜。

有时仅出现动脉或小动脉病变。随着时间的推移，动脉内膜增厚，纤维化加重，小动脉坏死，类似严重的透明变性（图 7.52）。即使不在急性或活跃期，通常也有提示该类型微血管病的表现。

由血栓性微血管病引起的肾功能衰竭可能会恢复，取决于其病因，但通常较少恢复。

7.33 与血栓性微血管病变相关的疾病

血栓性微血管病变可见于急进性高血压、部分溶血性尿毒症综合征及相关疾病，以及包括系统性红斑狼疮、抗磷脂综合征、硬皮病或系统性硬化症在内的一系列疾病。

病理上通常难以鉴别上述疾病，除非出现以下特征，如肾小球疾病提示狼疮性肾炎。对于急性肾损伤和血栓性微血管病的患者，肾科医师或许也不确定该给予何种临床诊断。例如，硬皮病或系统性硬化症出现急性肾损伤，有时称为硬皮病肾危象，可能并没有其特征性的临床表现（图 7.8）。

急进性高血压有时也称为恶性高血压。临床表现为急进性高血压可无血栓性微血管病的病理特征，而微血管病也可无临床急进性高血压。

由急进性高血压引起的微血管病变可能是活检标本中唯一发现，或者可能发现导致高血压的肾脏疾病表现。IgA 肾病是引起微血管病的最常见肾小球疾病，可通过免疫组织学表现确诊（图 7.1）。确诊的 IgA 肾病患者肾功能突然恶化的两种可能的病因是急进性高血压和紫癜性肾炎的进展（图 7.25—图

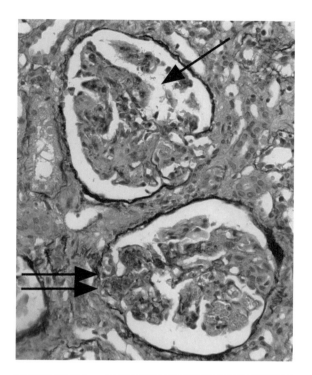

图 7.53 肾活检标本皮质部分，44 岁女性患者，急性肾损伤，急进性高血压。早期肾小管萎缩，有一个肾小球缺血皱缩（单箭头所指），另一肾小球局部硬化，球囊粘连（双箭头所指）。

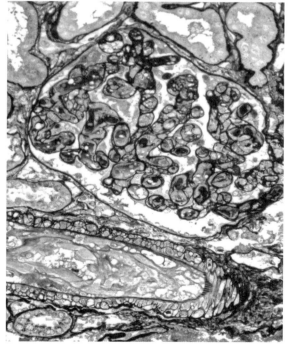

图 7.54 肾脏活检标本皮质，8 岁患儿，急性肾损伤，非典型溶血尿毒症综合征，无腹泻。小动脉内疏松层增厚。肾小球系膜和内皮细胞肿胀，基底膜增厚、分层，表现类似膜增生性肾小球肾炎。

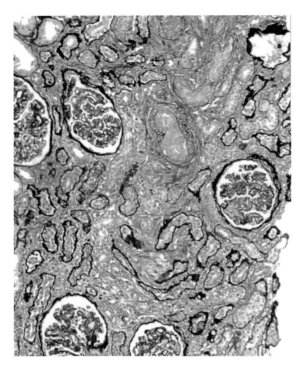

图 7.55　肾活检标本皮质部分，30 岁女性患者，慢性肾衰，系统性红斑狼疮，反复自然流产病史，血清抗心磷脂抗体阳性。出现血栓性微血管病晚期肾损害的表现，符合抗磷脂综合征病理改变。

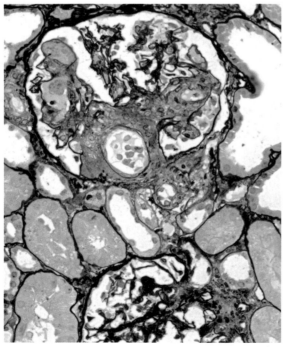

图 7.56　肾活检标本皮质部分，27 岁女性患者，急性肾损伤，系统性红斑狼疮，弥散性血管内凝血和抗心磷脂抗体阳性。肾小球毛细血管袢血栓形成，符合抗磷脂综合征病理改变。

7.27）。

血栓性微血管病变时，病理上可见肾小球出现节段性硬化病变，而没有显著的免疫球蛋白沉积（图 7.52、图 7.53）。这些节段性肾小球病变可能是急进性高血压导致的，其机制可能是小动脉坏死或血栓形成延伸至毛细血管袢，或缺血导致其他肾小球硬化而引起的超滤效应。或者，节段性病变可能是一种未识别、预先存在的肾小球疾病，从而导致急进性高血压。肾小球病变是急进性高血压的结果还是原因很难确定，病理上或许只能报告血栓性微血管病合并节段性硬化性肾小球病。

溶血尿毒综合征可引起微血管病变。成年患者常见，但因出血风险大，在疾病最严重的时候常未做肾活检。血栓性血小板减少性紫癜在临床上可与溶血尿毒综合征重叠，具有典型的神经系统症状，较少出现急性肾损伤。

两种疾病都出现血小板的激活，但凝血功能通常正常。溶血尿毒综合征，因各种原因造成内皮损伤从而导致血小板黏附。血栓性血小板减少性紫癜是由于缺乏 ADAMTS13 酶，该酶为 I 型血小板结合蛋白基序的解聚蛋白样金属蛋白酶。该酶先天性或后天性缺陷，导致血液循环中 vWF 多聚体增加，从而引起血小板聚集。肾小球和肾脏其他部位可以发现血栓（图 7.7）。微血管内溶血性贫血的证据为：红细胞碎片、结合珠蛋白浓度降低和血液中的其他溶血特征。

因 O157 型大肠杆菌感染引起腹泻的溶血尿毒综合征的儿童，通常可通过临床表现确诊，很少进行肾活检。细菌的 vero 毒素或类志贺毒素导致该病。肾小球内血栓形成，有时可延伸至入球小动脉或动脉。此型溶血尿毒综合征导致的急性肾损伤一般都能恢复。

儿童和成人患者的非典型溶血尿毒综合征，与感染 O157 型大肠杆菌引起的腹泻无关，病理表现与膜增生性肾小球肾炎类似，系膜增宽，基底膜双轨征，少或无免疫复合物沉积。该病肾活检标本可同时出现肾小球和肾血管病变，该类型急性肾损伤通常无法恢复（图 7.54）。

非典型溶血尿毒综合征的病因有数种。包括家族性疾病，如低补体血症，因补体激活的旁路途径调节蛋白缺乏，持续激活补体所致，其中主要是 H 因子和 I 因子异常，二者均存在于正常血清和正常细胞表面的辅助因子蛋白或 CD46。溶血尿毒综合征的其他病因包括药物：钙调磷酸酶抑制剂和细胞毒素如丝裂霉素，感染如艾滋病毒或肺炎球菌，辐射，骨髓移植和部分癌症。

在抗磷脂综合征或抗磷脂抗体综合征患者中，血清中存在各种磷脂抗体。根据检测方法的不同，这种抗体也称为抗心磷脂抗体，反应素抗体，或狼疮抗凝物。许多携带该抗体者患有系统性红斑狼疮，但有些人狼疮表现不典型，或没有狼疮的临床表现。携带该抗体的妇女重复流产的风险高。其他表现包括可见于肾脏的动静脉血栓形成。抗磷脂综合征通常在肾损害晚期确诊，并可出现血栓性微血管病或晚期动脉内膜增厚的表现（图 7.55）。偶尔可见急性病变，如肾小球内血栓形成（图 7.56）。

弥散性血管内凝血是由于凝血瀑布式反应和血小板活化引起，常见病因为败血症，也可为其他病因，如与妊娠有关的出血疾病。该病很少行肾活检检查，病理显示肾小球或小动脉血栓形成。

7.34 小结

大多数急性肾损伤患者未行肾活检。

急性肾损伤常伴有肾小管的急性损伤。如果肾小管急性损伤不在肾皮质的梗死部位，往往可恢复。

成人急性肾损伤最常见病理改变为血管炎。通常表现为血管炎性肾小球肾炎。

急性肾损伤的其他常见病理改变为各种肾小球疾病、急性间质性肾炎、肾小管疾病如轻链管型肾病和血栓性微血管病。

只有在没有上述疾病病理改变的情况下，才诊断急性肾小管损伤。

参考阅读

D'AGATI V D, JENNETTE J C, SILVA F G. Non-neoplastic kidney diseases. Atlas of Nontumor Pathology, first series, fascicle 4 [M]. Washington, D. C.: American Registry of Pathology and Armed Forces Institute of Pathology; 2005: 10-16, 18-22.

JENNETTE J C, OLSON J L, SILVA F G, et al. Heptinstall's pathology of the kidney [M]. 7th ed. Philadelphia: Wolters Kluwer, 2015: 14-20, 22, 25, 26.

肾活检适应证：
慢性肾功能衰竭

8

8.1　慢性肾功能衰竭概述

慢性肾功能衰竭是由于肾单位数量减少，导致肾脏排泄功能和肾小球滤过率永久性降低。慢性肾功能衰竭与急性肾损伤（急性肾功能衰竭）不同，急性肾损伤中肾单位数量可能正常，肾功能可能恢复。在成人中，慢性肾衰竭及慢性肾功能不全的病程通常为数月或数年，而不是数天或数周。

几十年以来，一直用布莱特病来描述肾脏的临床疾病，特别是慢性肾衰竭（图 6.34、图 6.50）。

慢性肾衰竭与急性肾损伤的鉴别并不总是能截然区分开，临床表现为慢性肾衰竭的肾脏病理组织中可伴有急性病理损伤，同样，也可能是在慢性肾脏病的基础上新发了急性肾脏病。可能出现血尿，蛋白尿，甚至达到肾病综合征以及高血压，临床表现快速进展。如果表现肾病综合征，应按照第 6 章建议的方法进行肾活检的评估。

慢性肾衰竭患者可因多种临床表现就医，也可能没有症状或仅有一些非特异性症状，如疲乏，恶心和厌食。也有与排尿相关的一些症状，通常为下尿路疾病，而非肾脏疾病，如尿痛或排尿困难。通常是在检测肾功时偶然发现慢性肾衰竭。

在发生不同程度的肾损伤后，即使原发病因不再活动，血压得到有效控制，慢性肾功能衰竭也会持续进展。主要原因是肾单位丢失后导致残余肾单位代偿性肥大和滤过功能增加，继而增加残存肾单位工作负荷，导致肾单位不可逆损伤。当肾功能不足以维持身体需求时，就发展至终末期肾功能衰竭，需要进行肾脏替代治疗，即血液透析、腹膜透析或肾移植。

不是每一位慢性肾功能衰竭的患者都需要行肾脏活检进行诊断，部分病例通过临床或放射影像学即可诊断的则不需要肾脏活检。在某些医学中心，对于不明原因的肾脏缩小，很少采用肾活检来诊断慢性肾衰竭的病因，但在其它一些医学中心，肾活检在此情况下却更为平常。

慢性肾功能衰竭时肾脏通常缩小，行肾穿刺时较正常肾脏更困难，而且标本可能不含肾皮质。只要标本足够分析，慢性肾功能衰竭患者的肾脏总是存在异常，病理医师则能够给肾脏科医生提供诊断建议。

8.2 慢性肾功能衰竭的评估

肾脏科医生通常依靠检测血清肌酐浓度作为评价肾脏排泄功能的指标，血清肌酐与肾小球滤过率具有非线性关系，所以这是一种粗略的评估方式，但比精确测量肾小球滤过率更便宜且简单易行。在实际工作中，血清肌酐增高是肾脏损害的标志，但有时在肾活检标本中出现大量肾脏损伤时，患者的血清肌酐也可能在正常范围（图 5.5）。

准确测定肾小球滤过率需要测量清除率，清除率是指在一定时间内，通过尿液排泄某种滤过标志物的血浆量。清除率测量的理想标志物是完全由肾小球过滤，既不被肾小管吸收也不分泌。病理医师应该知道，测定血清肌酐清除率作为肾小球滤过率的指标是不可靠的，因为血清肌酐可由肾小管分泌，但主要是因为检测这项指标需要定时收集尿液，收集不完整是导致检测误差的最大原因，低估了肌酐的排泄量。报告的不准确性解释了为什么病理医师通过检测发现，在有肾脏损害的标本中，血清肌酐仍正常。如果血清肌酐浓度很高，或者肾小球滤过率测定显示肾功能受损，肾脏一定有结构上的病变。肾小球滤过率通常是根据血清肌酐浓度和其他因素（如年龄和体型）来估计，而不是测量的。

8.3 慢性肾脏病分期

慢性肾脏病是指肾脏结构或功能的持续异常，一些有慢性肾脏病的患者肾功能正常，因此不能说是慢性肾功能衰竭。

由于慢性肾功能衰竭定义并不是有或无，所以将慢性肾脏疾病进行分期来帮助临床治疗。这种分期对病理医师没有太大的帮助，主要是在申请表中说明该数据的意义。这些分期是基于肾小球滤过率的测量或估计，在第 6 章已经提及，是按标准化为 1.73 m^2 的体表面积计算，可以应用于不同的阶段，不必考虑年龄或体型（包括儿童）。

（1）慢性肾脏病 1 期：肾小球滤过率正常，≥ 90 mL/min/1.73 m^2，但至少具有以下一种肾脏疾病临床表现：持续性蛋白尿，排除其他原因后的持续性血尿，超声检查显示肾脏结构异常，或活检显示肾小球疾病。慢性肾脏病 1 期不是传统定义的肾衰竭。

（2）慢性肾脏病 2 期：轻度肾功能不全，肾小球滤过率 60~89 mL/min/1.73 m^2，至少具有一种肾脏疾病临床表现。如果没有这些临床表现，即使肾小球滤过率在此范围，也不认为患有慢性肾脏病。因为肾脏功能会随着年龄的增长而下降，否则，慢性肾脏病 2 期在普通人群中极为常见。

（3）慢性肾脏病 3 期：中度肾功能不全，肾小球滤过率为 30~59 mL/min/1.73 m^2。可分为 2 个阶段：3a 期指肾小球滤过率 45~59 mL/min/1.73 m^2；3b 期指肾小球滤过率 30~44 mL/min/1.73 m^2。

（4）慢性肾脏病 4 期：严重肾功能损害，肾小球滤过率为 15~29 mL/min/1.73 m^2。

（5）慢性肾脏病 5 期：肾衰竭期，肾小球滤过率 < 15 mL/min/1.73 m^2，或者正接受透析治疗。

8.4 慢性肾功能衰竭的原因

慢性肾功能衰竭的病因很多，在世界不同地区、不同性别、不同年龄段其原因不同，慢性肾功能衰竭的男性多于女性。

儿童的主要病因是肾发育异常，伴有泌尿系统畸形。肾发育异常包括单肾或双肾缺失，指肾脏发育完全失败；肾发育不全，会形成正常肾组织，但肾脏体积很小；肾发育不良，肾组织不完全分化，导致肾脏部分或全部异常。肾组织发育不良总是与其他尿路疾病有关，例如双输尿管，产前膀胱输尿管反流和尿路梗阻，尤其是男孩的后尿道瓣膜阻塞。儿童慢性肾功能衰竭的其他原因包括肾小球疾病，反流性肾病，代谢性疾病如胱氨酸病、高草酸尿症和囊性疾病，尤其是青少年型肾单位肾痨，是一组与髓质囊性疾病重叠的疾病。

在成年人中，最常见的原因是糖尿病。有高血压，双肾对称性缩小，慢性肾功能衰竭而没有其他明确病因患者，通常诊断为高血压肾损害或高血压性肾硬化，在本章和第 5 章均有描述。除此以外，其余的高血压基本均是肾脏疾病的并发症，通常是继发性的。还有很多其他导致慢性肾功能衰竭的病因，如非糖尿病肾病，反流性肾病，常染色体显性遗传性多囊肾病和其他遗传疾病，主动脉和肾动脉粥样硬化引起的肾缺血（统称为肾血管疾病）和尿路阻塞。在某些国家，镇痛剂肾病和尿路结核很常见，世界上某些地区存在与慢性肾功能衰竭相关的特征性疾病，例如巴尔干地区的地方性肾病。

8.5　肾活检在慢性肾功能衰竭中的意义

　　肾单位的丢失是不可逆的，理论上每个患有慢性肾功能衰竭的病人如果寿命足够长，最终都将需要肾脏替代治疗。目前尽管有一些方法可以延缓慢性肾功能衰竭进展的速度，如控制血压，但目前尚没有使萎缩后的肾单位再生的治疗方法。因此，一些肾病学医生认为活检不仅存在较高的手术风险，而且也很难为临床提供有价值的信息。

　　但下列情况，慢性肾功能衰竭患者行肾脏活检仍然是有必要的：

　　（1）肾脏病理呈可逆和可治疗性病变，主要为急性肾小管损伤，而不是肾小管萎缩，也可表现为慢性和急性病变相结合，这些病变意味着肾脏功能可能会有改善。

　　（2）即使已确诊为慢性肾脏损伤，我们需要对疾病或患者家属进行进一步研究，以及选择肾脏替代治疗方案提供帮助，如部分肾脏病可能在移植肾中出现复发。

　　（3.）基于慢性肾衰竭时肾脏损伤的程度与残余肾脏功能存活的时间有关，因此，肾活检后病理医师可以告诉我们肾脏预后，即残余肾单位能够维持多长时间才需要接受肾脏替代治疗。

8.6　慢性肾功能衰竭肾脏活检标本的表现

　　虽然慢性肾功能衰竭有许多病因，但在活检标本常只能看到几种情况。

　　在成年人中，部分慢性肾损害是由于肾小球疾病以外的其他原因导致，其余大多数是 IgA 肾病，各种节段性硬化性肾小球疾病或糖尿病肾病。

　　在儿童的活检标本中，多数为非肾小球疾病，且通常是家族性的。

8.7 慢性肾功能衰竭的肾活检标本的评估

与其他具有肾活检指针疾病相比，慢性肾衰竭病理表现及病理类型更具多样性。

一般情况下，与其他结构病变相比较，肾小管与肾功能的关系更为密切，慢性肾功能衰竭与肾小管慢性病变有关。

病理医师如描述肾小管损害为灶性或弥漫的慢性病变，则临床即可确诊为慢性肾衰竭，而不是急性病变，这对肾衰竭的鉴别非常重要。慢性肾损伤不会好转，其相关的肾功能损害不会逆转或恢复正常，但急性损伤或急性肾功能损害可能会恢复正常。

慢性损伤表现为肾小管数量减少，肾小管萎缩，肾小管基底膜增厚，甚至甲状腺样改变。显著的小管扩张和上皮扁平甚至比急性肾损伤或囊肿更明显。这些慢性肾小管的病变可伴有间质纤维化、间质炎症细胞浸润、肾小球全球硬化和小动脉内膜增厚。如果慢性肾功能衰竭患者出现肾功能急剧恶化，健存的肾小管体积可能比正常肾小管扩张，并且可能伴有急性肾损伤（图 5.2、图 5.3、图 5.12、图 5.14）。

结合肾活检患者的年龄，如果肾小管无相应的萎缩病变，则可能是急性病变，而不是慢性的，应按照第 7 章建议的方法阅读标本。

进一步评估是寻找是否有肾小球损伤的证据，如果没有蛋白尿和血尿，则肾小球损伤的可能性很小；低于肾病范围内的蛋白尿和血尿主要发生在非肾小球疾病中；肾病范围内的蛋白尿则表明肾小球疾病可能性极大，这是慢性肾功能衰竭的重要原因。

8.8 是否存在肾小球疾病？

在引起慢性肾衰常见的肾小球疾病中，IgA 肾病和糖尿病肾病很容易诊断。

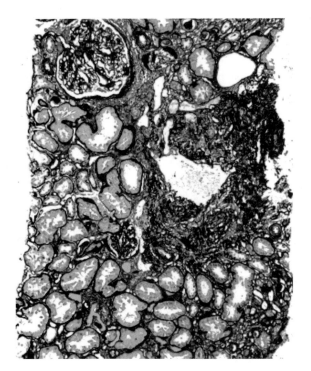

图 8.1　62 岁男性患者，慢性肾功能衰竭，血尿，蛋白尿和高血压的肾脏活检标本。见肾皮质片状肾小管萎缩，肾小球系膜增生。免疫组织化学检查为 IgA 在肾小球系膜区沉积，诊断为 IgA 肾病。

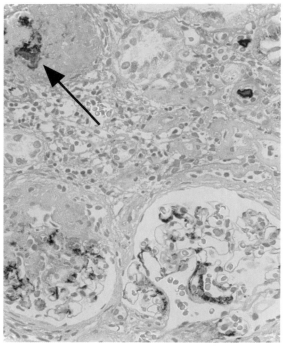

图 8.2　49 岁男性患者，慢性肾功能衰竭、血尿、蛋白尿和高血压，免疫组织化学检测 IgA 在肾小球的系膜区沉积，在全球硬化的肾小球（箭头所指）中也有沉积。诊断为 IgA 肾病。

IgA 肾病常有肾小球系膜增生，每个肾小球之间增生的程度可能不同（图 8.1）。免疫组织化学检查有 IgA 沉积，部分全球硬化的肾小球中仍可见 IgA 沉积（图 8.2）。

糖尿病肾病通常有糖尿病病史，病理表现中有一些特征性病变，如肾小球系膜基质增宽，K-W 结节和肾小球基底膜增厚（图 6.34—图 6.44）。

在慢性肾功能衰竭患者的肾活检标本中，节段性肾小球硬化病变较为多见，但对其临床意义的解读却并不容易。这种病理改变常被诊断为局灶性节段性肾小球硬化症，但该病变仅用于描述肾小球病变特点，适用于多种不同的疾病，这对肾科医生的帮助甚微。此时病理医师应该给出更为精确的诊断，用于判断预后和指导治疗。

几乎所有肾小球和非肾小球疾病的晚期阶段都可能出现肾小球节段性硬化，导致疾病诊断较为复杂。如果肾小球疾病能够明确诊断，则应作相应的病理诊断。文献报道局灶性节段性肾小球硬化症可见于 IgA 肾病，膜性肾病，糖尿病肾病，这些是缺乏特异性病变的局灶性节段性肾小球硬化症的例子。精确的诊断应为终末期 IgA 肾病、膜性肾病或其他可以明确诊断的终末期肾脏病。

一般情况下，节段性病变多为局灶性病变，但有时也可表现为弥漫性病变，可能存在于每一个肾小球中，这在单张切片或随机切片中表现不明显。连续切片的价值在于其有助于病理医师发现节段性病变，因为一个标本中仅一处病变可能会对诊断造成较大的影响，而且包含节段性病变肾小球的比例也可能影响诊断。

8.9　节段性肾小球硬化疾病的鉴别

在慢性肾衰竭的活检标本中，应注意鉴别是正常肾小球数量减少导致的节段性硬化还是肾小球疾病导致的节段性硬化。

肾小球数量减少是指肾脏质量降低或肾单位数量减少。肾脏质量降低认为是肾单位的数量不足以维持与机体代谢相适应的肾小球滤过率，尽管存活的肾单位大小和功能具有一定的代偿作用。

肾单位减少的原因可能是先天性的，即胎儿肾脏中形成的肾单位太少，或后天其他任何原因导致的肾单位丢失。先天性小肾伴肾小球代偿性增大被称为肾小球巨大稀少症或少而大肾单位型肾发育不全。程度较轻的肾单位发育不良很难被发现，只有非常典型的病例才会被认识。严重肥胖也是肾单位相对减少的一个原因，与体重相比，肾单位不成比例地减小。

肾单位减少的直接影响是肾小球超负荷，过度超滤或灌注，导致健存肾小球体积增大，过度拉伸后引起脏层上皮细胞损伤，从而导致蛋白尿，脏层上皮细胞丢失，肾小球毛细血管袢与鲍曼氏囊发生粘连，引起肾小球节段性硬化，最终导致肾小球全球硬化，并伴有肾小管萎缩。

有一些线索可能支持肾小球节段性硬化可能与肾小球数目减少有关，比如肾小球硬化和肾小管萎缩的程度比增龄性肾脏损伤范围更广，在健存的肾小球中存在毛细血管袢缺血性改变和基底膜皱缩，严重者表现为鲍曼氏囊内壁增厚。其余肾小球体积明显增大（图 5.11），健存肾小管管腔扩张。肾小球硬化的区域通常位于肾小球的门部，至于病变部位的原因尚不清楚（图 5.13、图 8.3）。病理医师认为其他病理改变典型，即使没有节段性病变，也说明肾小球存在超负荷效应。

通常，由于肾小球超负荷导致肾小球的节段性硬化症是部分的肾小球病变，有些肾小球都受到影响。强调这一点是因为局灶性节段性肾小球硬化的病变是弥散性疾病，会影响每个肾小球。

门部节段性病变与哥伦比亚分类中门部型局灶性节段性肾小球硬化症病变相似。

病理医师发现有肾小球数量减少的病理变化，应注意是否有肥胖引起的肾脏质量相对降低或孤立肾的可能。除表现为慢性肾功能衰竭外，还应有蛋白尿，偶尔也会有肾病范围内的蛋白尿。肾小球超负荷一般不会达到肾病综合征的蛋白尿，一旦存在这种情况，应进行再次阅片，明确是否有晚期的典型节段性肾小球硬化性肾炎病理改变（图 6.27、图 6.28）。

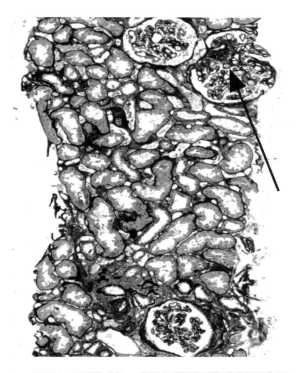

图 8.3　38 岁男性患者，慢性肾功能衰竭、蛋白尿和双侧肾脏大小不一致，体积较大侧肾脏皮质标本。在活检前几年，在一次道路交通事故中，膀胱失去神经支配。较大的一侧肾标本显示灶性肾小管萎缩，肾小球缺血性萎缩，肾小管和其余肾小球体积增大，肾小球门部有硬化区（箭头所指）。这些病变认为与肾小球数量减少，引流不畅造成慢性肾损害后，对另一侧肾脏的影响。

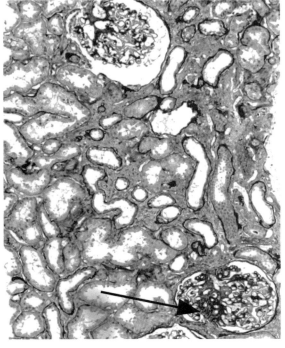

图 8.4　67 岁女性患者，肾功能正常，临床表现为蛋白尿和高血压，肾活检标本中发现有肾小管萎缩性改变，一个肾小球有局灶节段性硬化（箭头所指）。符合局灶性节段性硬化病变，肾小球和肾小管体积增大，可能是高血压性肾硬化症导致的肾脏质量降低。

在临床中，两个大小正常的肾脏，也应该重视肾小球超负荷效应与肾单位相对减少的病变。高血压性肾小球硬化中，节段性肾小球硬化病变可能是肾脏质量降低所致（图 8.4）。

实际工作中，经常在活检标本中发现不是门部型的节段性硬化病变，例如IgA 肾病，肾小球体积无明显增大，没有明显球性硬化和肾小管萎缩这些慢性损害，将这种病变异常与肾小球超负荷效应分开非常困难，可能许多病例（不一定是全部）是超负荷病变早期或轻微病变。

为了避免与"局灶性节段性肾小球硬化症"混淆不清，这种情况可称为局灶性节段性硬化病变（图 8.4、图 8.5），通常仅需发现一个节段病变即可提示诊断，局灶性节段性硬化病变的特征通常是低于肾病范围的蛋白尿，其中一些可能有遗传原因。

如果每个肾小球或多数肾小球都有节段性硬化病变，则该病变不是局灶性而是弥散性的。在这种情况下，通常有肾病综合征的病史，这种可诊断为晚期经典型节段性硬化症（图 6.27、图 6.28）。认识到这一点很重要，尽管肾小球数目减少相关的节段性硬化（真正的局灶节段硬化症）通常不会复发，但这种类型的疾病可能会在肾脏同种异体移植中发生复发。

有时因为标本较少或病变太晚，病理医师只能报告意义不明的节段性肾小球硬化病变，这对肾脏病医生来说也比模糊的局灶性节段性肾小球硬化症更有帮助。

8.10　肾小球超负荷变化的鉴别诊断

除非肾小球数目减少，否则很少见明显增大的肾小球。慢性缺氧可导致肾小球均匀变大，病理医师在申请表发现以下临床信息：如患者有先天性心脏病，伴有从右向左的分流，紫绀，或慢性肺部疾病伴缺氧，或睡眠呼吸暂停（图 8.6）。肾小球门部的系膜扩张明显。均匀性增大的肾小管和相对较少的肾小管萎缩支持肾小球缺氧病理改变，不支持肾小球超负荷诊断。

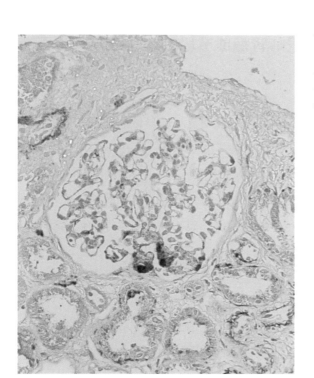

图 8.5　37 岁女性患者，蛋白尿，肾脏活检标本中的免疫组化染色 C。在节段病变部位沉积，这个肾小球体积稍大，其他无异常。符合局灶节段性硬化病变。

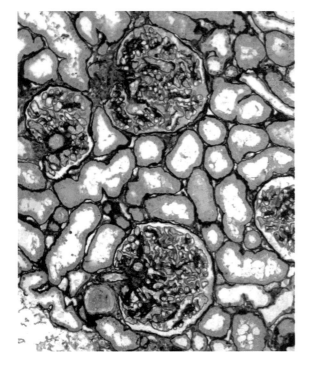

图 8.6　34 岁男性患者，慢性肾功能衰竭，蛋白尿和睡眠呼吸暂停。肾脏活检标本显示所有肾小球均匀增大，伴系膜扩张，尤其是在门部。这些是肾小球缺氧的改变。

8.11 除了 IgA 肾病，糖尿病肾病或节段性硬化症外，是否有其他肾小球疾病的证据？

慢性肾功能衰竭的肾脏活检标本可能有晚期肾小球异常的证据，例如血管炎肾损害（图 7.15、图 7.16），淀粉样变性（图 6.49），内皮下膜增生性肾小球肾炎（图 6.82），膜性肾病（图 6.2）或狼疮性肾炎（图 6.52、图 6.57）。

如果患者在早期肾活检已明确诊断，则诊断较容易。晚期的肾活检可能是另一种疾病，合并的疾病或治疗相关的并发症，而不仅仅由早期的疾病演变至晚期。

如果没有早期的标本，病理医师应检查非全球硬化和多个节段性硬化的肾小球，明确是否存在有助于诊断的疾病特征。

辐射会损害肾脏，导致慢性肾功能衰竭。肾小球表现为类似内皮下膜增生性肾小球肾炎病理改变，基底膜增厚，肾小球系膜溶解，无明显扩张，免疫组织化学染色中无或仅有很少的免疫沉积物（图 8.7）。肾小管严重萎缩，血管有慢性病变，也可表现为血栓性微血管病。放射线用于治疗肿瘤或骨髓移植之前清除造血骨髓，但肾脏可能会受到影响。

一些罕见的遗传性疾病可能会导致慢性肾功能衰竭，有些在肾小球中有特征性病变。如 Fabry 病就是因为缺乏溶酶体酶 α - 半乳糖苷酶 A。这在肾脏中有特征的病理改变（图 8.8）。

卵磷脂胆固醇酰基转移酶缺乏症是一种脂质沉积在肾小球基底膜上，呈现不规则的空泡状病变。另一种遗传性疾病是 Alport 型遗传性肾病，需要电子显微镜才能明确诊断，患者的典型表现是血尿，将在第 9 章详述。

8.12 是否没有肾小球疾病的证据？

如果肾小球表现正常或仅有缺血性改变，则可能是非肾小球疾病合并其他

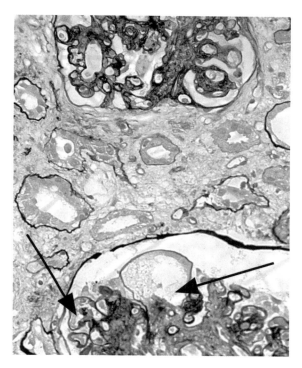

图 8.7　42 岁男性患者，慢性肾功能衰竭，血尿，蛋白尿和高血压，17 年前因霍奇金淋巴瘤行腹部放疗。肾活检标本中见 1 个肾小球基底膜增厚，另一个肾小球系膜溶解甚至消失（箭头所指），这些是放射性肾病的特征。

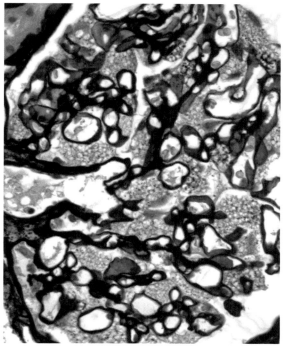

图 8.8　28 岁男性患者，慢性肾功能衰竭，血尿和蛋白尿，其母亲已接受血液透析治疗。肾活检标本中可见肾小球上皮细胞内具有 Fabry 病典型的空泡状细胞。Johannes Fabry（1860—1930），德国多特蒙德的皮肤科医生，他于 1898 年描述了这种状况的皮肤变化。William Anderson（1842—1900）是一名外科医生，也是英国伦敦圣托马斯医院皮肤科的负责人。在 1898 年，他独立地描述了皮肤的变化。

病变，用以解释慢性肾功能衰竭，这些病变也应归因于肾小球数量减少导致的肾小球改变。这些疾病包括以下：

（1）慢性缺血性损害，包括高血压的影响。

（2）排尿障碍，尿路梗阻，尿液反流至肾脏。

（3）肾髓质病变，如痛风，肾乳头状坏死，遗传性疾病，青少年型肾单位肾痨和髓质囊性疾病，这些疾病归于肾脏排泄功能障碍。

（4）其他囊性疾病。

（5）肾小管疾病，例如毒素、副蛋白或晶体造成的损伤。

（6）间质性肾炎的晚期，包括肉芽肿性疾病。

大多有多种表现，提示一种或者多种病因综合引起慢性肾衰竭。

晚期肾损害诊断为慢性肾小管间质性肾炎或慢性间质性肾炎，这些诊断对临床的帮助甚微，因为几乎所有的肾脏疾病最终都会出现这些病理改变。Ellis在 1942 年就认识到晚期间质性肾炎不仅是各种肾脏疾病终末期的表现，还应排除布莱特病，这不应该作为常规诊断（图 6.34）。

如果可能的话，病理医师应该尽力寻找慢性肾病晚期病变的真正原因。有时，诊断为晚期非肾小球肾功能损害，对肾脏病医生也有一定的帮助（图 8.9），有利于分析这种损害的各种病因。

8.13　是否有慢性缺血性损伤的证据？

若要将慢性肾衰竭归因于慢性缺血性缺伤，包括高血压损害，需病理上有肾小球、肾小管和血管缺血的证据，并且不存在其他病变。几乎所有中老年人的肾活检标本都有慢性缺血性损伤的证据，从活检患者的年龄来看，如存在比预期更广泛的慢性缺血性损伤的临床线索包括高血压、双侧肾脏大小不一、外周血管病变、下肢缺血和动脉粥样硬化的其他特征，如心肌梗死或中风等，则年龄的增加就不是导致慢性肾功能衰竭的唯一原因。

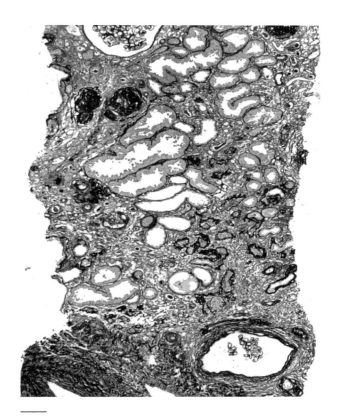

图 8.9　37 岁女性患者，慢性肾功能衰竭，双肾缩小，高血压数年，尿路感染。肾活检标本中存在严重的慢性损害，没有肾小球病变的证据。除此以外，没有其他有用线索。

肾小球仅显示缺血性病变，或表现出与肾小球数量减少一致的特征，包括节段性硬化（图5.9、图5.12、图8.4）。肾小球球旁器可能增大，称为球旁增生。肾小管萎缩，纤维化，轻度淋巴细胞浸润（图5.5、图7.1、图7.49）。在大多数慢性肾功能衰竭的标本中，血管可能出现动脉内膜纤维弹力层增厚和透明样硬化（图5.14、图5.15）。

这些变化可见于高血压性肾硬化中，有关诊断的问题已在第5章中讨论。毫无疑问，高血压会导致肾脏缺血，并产生慢性缺血改变。目前尚不清楚的是原发性高血压的病因，以及这种高血压是损伤正常的肾脏，还是肾脏疾病（如先天性肾单位数量减少）发展的后果。宫内发育迟缓导致胎儿肾脏中肾单位数量的减少，与日后各种疾病有关，包括高血压，这可能是很多高血压肾硬化的原因。几乎所有影响肾脏的疾病都会导致高血压，而高血压也会导致慢性肾脏损害，从而高血压持续存在，这是慢性肾功能衰竭进展的机制。

血管的其他病变可能是小动脉内膜向心性、黏液样增厚，以及小动脉纤维素样坏死，并出现血栓性微血管病（图7.50、图7.52）。有时可能有动脉粥样硬化或血栓栓塞的证据，在处理标本的过程中脂肪可能会被清除，但在血管壁中仍可能存在胆固醇裂隙（图7.10）。

这些病理改变的特征在其他疾病中也同样存在，与高血压进展相一致，IgA肾病中可能发生血栓性微血管病的病理改变。在硬皮病和相关疾病中、溶血性尿毒症综合征中也可发生同样的血管病变，动脉粥样硬化性栓塞在糖尿病肾病中常见。

8.14　是否有排尿障碍的证据？

虽然可能无法在肾活检标本上判断是否存在排尿障碍的问题，但也可能发现一些线索。

肾小管中的脓液是肾小管中存活和死亡的中性粒细胞聚集的结果，这种细

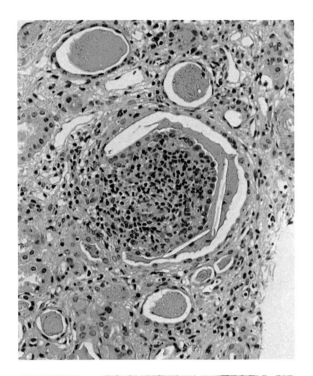

图8.10　31岁男性患者，慢性肾功能衰竭，蛋白尿和HIV感染。与反流性肾病一样，肾活检标本中小管内见含淋巴细胞的肉芽肿。

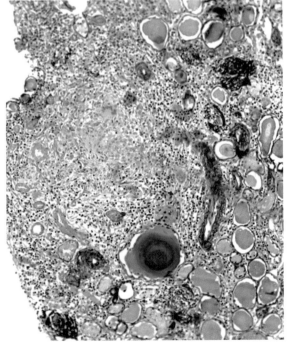

图8.11　41岁男性患者，慢性肾功能衰竭，血尿，蛋白尿和高血压。肾活检标本中慢性肾脏损害，肾小管上皮细胞空泡变性及炎细胞浸润，间质炎性浸润，有含有巨细胞肉芽肿，提示结核性肾盂肾炎。

胞通常出现在肾小管上皮细胞和肾小管的周围，是严重感染的强烈信号，也称为急性肾盂肾炎（图 7.36）。在任何肾脏疾病中都可以看到这种病变，病理医师应该注意是否存在感染和其他疾病。

有时，当有间质性炎症浸润时，在肾小管内会发现各种炎症细胞聚集，如急性间质性肾炎（图 7.34、图 7.35）。如果病理医师不能确定这些聚集物质是否是脓液，最明智的办法就是排除是否存在感染。如果临床有感染的证据，通常不行肾脏活检，但在无尿液时，无法排除。

反流性肾病，也称为慢性肾盂肾炎，表现为肾盂的慢性损伤，表面粗糙，淋巴细胞弥漫浸润，肾小管上皮细胞空泡变性，在肾小管中存在淋巴细胞浸润，并有感染的症状（图 5.3、图 8.10）。并非所有的特点都同时存在，病理医师有时也没有足够的证据得到准确的诊断。在具有特征的病理改变中，含有巨细胞的肉芽肿提示结核性肾盂肾炎（图 8.11）。

如果肾脏引流障碍持续时间过长，就会导致肾积水。梗阻很难在活检标本上明确诊断，通常是通过活检以外的方法进行诊断，除非活检标本中显示髓质变薄（图 5.2、图 8.12）。

8.15　是否有髓质病变的证据？

数以百计的肾单位仅汇入少数几个终端集合管，髓质是皮质向其中排出的漏斗，髓质轻度损伤会对皮质产生广泛的影响。

髓质病变可能是皮质迟发性非肾小球肾功能损害的重要原因（图 8.13），这在活检标本很少能被诊断或排除，偶尔一个标本可能发现髓质损伤的证据。

尿酸盐沉积的晶体通常在肾活检标本处理中丢失，而留下空白区域。周围伴有慢性炎症细胞（图 4.7）。尿酸盐沉积是痛风性肾病的特征，但更经常是诊断其它疾病时的偶然发现。

肾乳头坏死后局部染色较差，通常在与活组织的连接处带有一圈炎性细胞

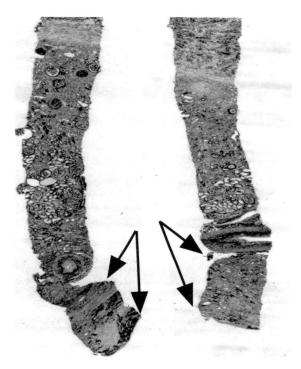

图8.12　66岁女性患者，慢性肾功能衰竭，主动脉及胸膜、腹膜及其他部位进行性纤维化，一侧肾脏输尿管阻塞，腹膜后纤维化通常是 IgG4 相关疾病的特征。活检为影像学正常的肾脏。两条组织包括包膜、皮质和髓质，皮质变薄并且具有慢性损伤区域。两组箭头之间的髓质严重变薄。这表明存在肾积水，推测是由于腹膜后纤维化引起的输尿管阻塞。

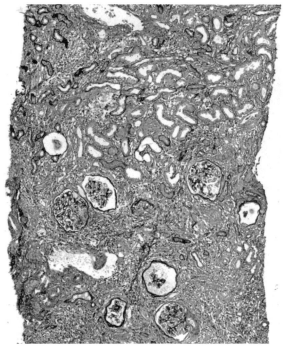

图8.13　64岁女性患者，慢性肾功能衰竭。肾脏活检标本中皮质有严重的慢性损害，没有肾小球疾病的证据，除此之外，未找到明确病因。该标本中没有髓质。几个月前在另一个国家行肾脏活检的标本中发现含有髓质，表现出急性乳头状坏死，是由非甾体抗炎药所致。在该图中看到的皮质损伤是肾乳头状坏死的晚期结果。

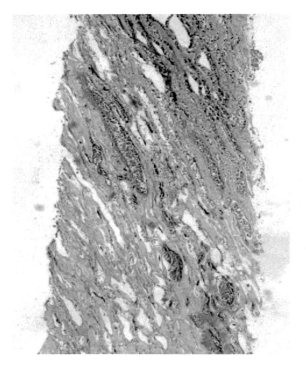

图 8.14　68 岁男性患者，2 型糖尿病持续 20 年，最近尿路感染，慢性肾功能不全急剧加重，肾活检标本中的髓质出现急性肾乳头坏死。作曲家 Ludwig van Beethoven（1770—1827 年）去世，享年 56 岁。在尸体解剖中，发现他患有肝硬化，可能是酒精中毒。在两个肾脏中，每个肾盏都被钙质结石所占据，其大小像豌豆。这与乳头状坏死一致的，可能是由于他摄取了干粉状的柳树皮作为止痛剂。树皮中含有水杨苷，水杨酸和阿司匹林就是从中提取的。

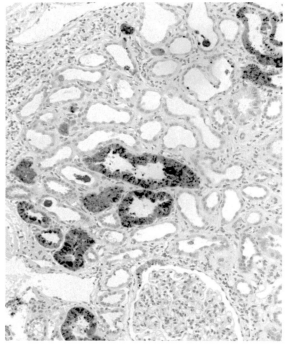

图 8.15　19 岁男性患者，慢性肾功能衰竭，肾病综合征和镰状细胞病。肾活检标本中的普鲁士蓝染色表明铁在肾小管细胞中沉积。肾病综合征的表现为内皮下膜增生性肾小球肾炎病理改变。这些是镰状细胞病的并发症。

（图 8.14）。乳头状坏死是一个特征性的病理表现，能够被明确诊断。原因之一是使用止痛药，这种情况称为止痛剂肾病。其他病因包括镰状细胞病、动脉炎和合并糖尿病的重症急性肾盂肾炎。

镰状细胞病除肾乳头坏死外，还有内皮下膜增生性肾小球肾炎病理改变，通常无免疫复合物沉积，节段性硬化性肾小球病变可能由于肾单位数量减少，肾小管萎缩和溶血导致肾小管中铁沉积（图 8.15）。镰状细胞特征可以产生相似的变化，但病变较轻。

囊肿可见于肾皮质髓质交界处和髓质，常见于青少年型肾单位肾痨或髓质囊性疾病（图 8.16）。这些是遗传性疾病，结构相似，但有几种不同的基因异常。

肾单位肾痨是常染色体隐性遗传的肾囊肿疾病，肾脏疾病常伴有其他器官的异常。虽然肾单位肾痨传统上被认为是囊肿性疾病，但可能很少或根本没有囊肿。肾小管基底膜异常表现为肾小管基底膜增厚、变薄和分裂，外观呈层状，在许多其他情况下，肾小管萎缩区域也可见到类似的病变。

髓质囊性疾病也是一组遗传性疾病，多为常染色体显性遗传，且比肾单位肾痨发生晚，多发生在年轻人。其中一个基因在突变后可以编码黏蛋白 MUC1，曾称为上皮膜抗原。家族性青少年高尿酸血症肾病与尿调节蛋白（Tamm-Horsfall 蛋白）基因突变相关。

髓质囊性疾病与髓质海绵肾不同，后者在肾乳头顶端有扩张的集合管，如果这些扩张的集合管引流不畅，则容易形成结石。如引流通畅，髓质海绵肾的肾脏是正常的。

8.16　是否有肾皮质囊性病变的证据？

肾皮质囊肿（图 8.17）通常难以确定，任何晚期肾脏疾病都可能有囊肿，有时也称为单纯性囊肿，尽管其发病机制可能很复杂。

常染色体显性遗传性多囊肾病通常采用其他检查诊断，很少需要肾活检明

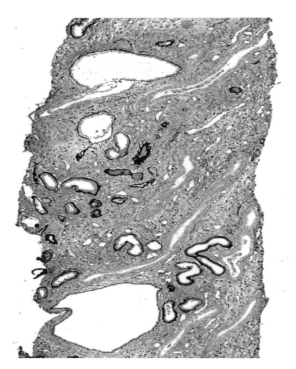

图 8.16　30 岁男性患者，慢性肾功能衰竭，双肾脏小。肾脏活检标本中髓质囊肿，有慢性损害，肾皮质未见囊肿，提示髓质囊肿病。

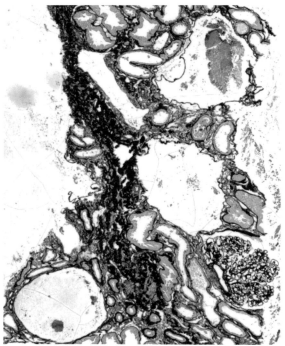

图 8.17　20 岁男性患者，慢性肾功能衰竭。肾活检标本皮质中有肾小球大小的囊肿，在其他地方的囊肿中可见小球血管袢残留。这似乎是肾小球囊性疾病，而不是早期的常染色体显性多囊肾。

确诊断，但是对于年轻人在以其他方式能明确诊断之前，可以采用肾活检。通常表现为以肾小球在内的肾单位及各个部位都有大小不同的囊肿，是多囊蛋白（pocgcystin）的多个基因突变的疾病，具有相似的临床特征。

常染色体隐性遗传性婴儿多囊肾病在活检中可表现为集合管扩张，呈管状，而不是圆形和囊样改变，异常蛋白为纤维囊蛋白。多囊蛋白和其他一些在遗传性肾脏囊肿性疾病中的异常蛋白质一样，对肾小管细胞和纤毛的结构与功能产生重要影响。

肾小球囊肿可能提示家族性肾小球囊性疾病（图 8.17）。

8.17　是否有肾小管病变的证据？

副蛋白血症在老年人中很常见，可能对肾脏有几方面的影响，有时它们可能根本没有影响，但也可能与其他肾脏疾病同时发生。

最常见的病变是滤过的轻链导致肾小管损伤，称为轻链管型肾病（骨髓瘤肾病）。在肾组织中可观察到有特征性的管型，肾小管管腔内可见沉积物，干燥、有裂隙，比其他管型染色更浅。骨髓瘤管型周围有巨细胞（图 4.4、图 7.41、图 7.42）。肾小管管型几乎在所有的肾脏病变中都可以看到，尤其是在肾小管损伤的情况下，但这种管型圆润、完整，周围没有巨细胞反应，有时可能有红细胞或白细胞。在骨髓瘤中，典型的管型在活检标本中可能是稀少的，轻链管型肾病的确诊可通过免疫学检测 κ 和 λ 轻链，通常在肾小管上皮中有一种类型的轻链沉积（图 7.43、图 7.44）。

病理医师应将轻链管型肾病作为老年患者无法通过其他病因诊断的急性或慢性肾功能衰竭的常见鉴别诊断病因。

免疫球蛋白异常对肾脏的影响还包括 AL 型淀粉样（图 6.49、图 6.63—图 6.67、图 6.74—图 6.76）。临床常表现为肾病综合征，如果异常免疫球蛋白是冷球蛋白，肾活检标本可见免疫球蛋白异常表达，也可以在血浆中沉淀（图

7.31—图 7.33）。冷球蛋白对肾脏的影响常表现为急性肾损伤（急性肾功能衰竭）。免疫球蛋白异常的另一个影响是轻链肾小球疾病导致的肾小球结节性硬化，类似于糖尿病肾病，通常表现为蛋白尿和慢性肾功能衰竭（图 6.45—图 6.48）。

在活检标本中可能会发现各种化学物质的沉积物。肾小管内有少量钙化沉积物很常见，但在肾小管基底膜或间质组织钙化并不常见，提示高钙血症（图 8.18）。这可能是偶然现象，也可能是肾脏损害的原因。在某些肾小管功能障碍中可能会出现广泛的钙化（图 8.19）。草酸盐结晶在小管内是双折射的，这意味着当在偏光显微镜下观察样本时，它们会很明亮（图 7.47、图 7.48）。此类晶体提示可能是抗冻剂中毒或草酸盐沉积症所致，这也可能有遗传性疾病，或者草酸从肠道吸收的增加。草酸盐沉积是引起急性肾小管损害和其他肾脏疾病的原因。在胱氨酸血症中，胱氨酸晶体也是双折射，但与草酸盐晶体不同，它们通常位于细胞内（图 8.20）。

肾小管萎缩可能是由于药物或毒素，如锂或铅引起的，即使有接触过相关药物或毒素的病史，病理医师也很难从肾组织中明确肾小管萎缩的病因。中草药肾病是由于毒素马兜铃酸等引起的。巴尔干地方性肾病也可能来自植物或真菌的毒素引起的。

当近端肾小管受损时，可能会出现范可尼综合征，后者系不能从肾小球滤过液中重新吸收一些物质，如葡萄糖、磷酸盐、氨基酸和尿中的小分子蛋白质。通常也有肾衰竭，也可发展至肾衰竭。少数遗传病可以导致范可尼综合征，如肌氨酸血症、线粒体肌病和其他疾病。如副蛋白血症以及药物（尤其是用于治疗 HIV 感染的抗逆转录病毒药物）和用于癌症的化疗药物（图 8.21）。后天性疾病也可导致范可尼综合征，但在肾小管中很少具有特征性的结构改变。

8.18 是否有间质性肾炎的证据？

急性间质性肾炎伴肾小管活动性损害的临床表现可以是急性肾衰竭或慢性

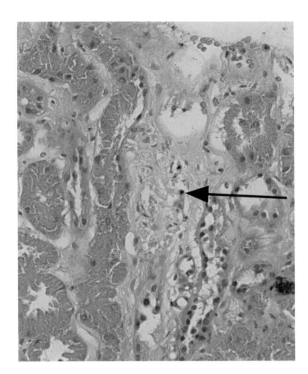

图 8.18　37 岁女性患者，慢性肾功能衰竭，结节病伴高钙血症。肾活检标本见萎缩小管中有钙化沉积物（箭头所指）。

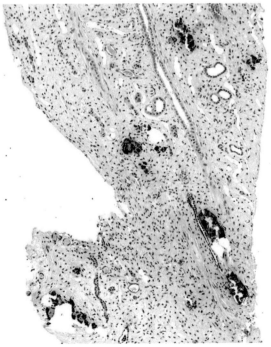

图 8.19　45 岁女性患者，慢性肾功能衰竭，影像学显示髓质钙化，血清钙浓度正常，远端肾小管酸中毒。苏木精复染刚果红染色可见钙盐在肾小管及间质沉积。

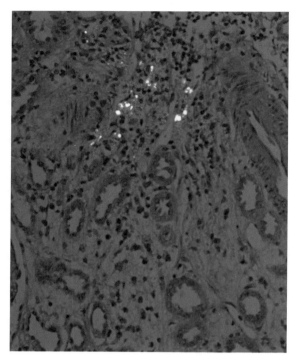

图 8.20　18 岁女性患者，因胱氨酸血症而患慢性肾功能衰竭。对肾移植活检标本中进行偏光显微镜检查显示移植肾巨噬细胞浸润，内有胱氨酸双折光晶体。

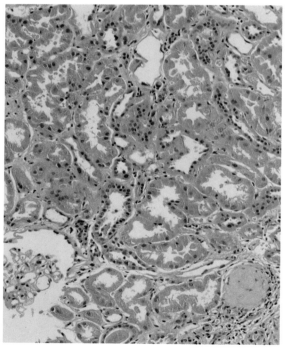

图 8.21　54 岁男性患者，慢性肾功能衰竭、轻度蛋白尿、范可尼综合征（Fanconi syndrome），曾因淋巴瘤接受过化疗。肾活检标本见有片状的慢性损伤，伴有急性肾小管损伤，细胞大小不规则，少数核异常，但没有提示损伤原因的结构性改变。Guido Fanconi（1882—1979），瑞士儿科医生。他的名字命名了肾外的几种疾病及肾小管病。

肾衰竭急性加重，通常不是真正的慢性肾衰竭（图7.34、图7.35）。

肾活检标本中可见肉芽肿，这些是坏死或未坏死的巨噬细胞、巨细胞和其他细胞（如淋巴细胞）聚集所致。肉芽肿性间质性肾炎可见于结节病或肺结核，肾小管损伤多为慢性（图7.38、图8.11）。青霉素等药物过敏反应所致肾小管损害大多是急性的（图7.37）。尽管名称为肉芽肿，但肉芽肿性的血管炎的肾脏病变中却没有真正的肉芽肿。

病理医师在对终末期肾脏病患者没有明确的诊断时，可以采用晚期间质性肾炎这一诊断，但在实际工作中很少采用，因为要确定该诊断，必须有早期活检标本提示为急性间质性肾炎。病理医师应明确指出，间质性肾炎与慢性间质性肾炎含义不同，后者通常用于任何肾脏疾病的晚期病变。

干燥综合征是以口干，眼干为主要表现的临床疾病，可引起间质性肾炎，但诊断时通常肾脏损害已晚期或并无活动性病变（图7.39）。同样，IgG4相关疾病临床表现为广泛的晚期损伤，在慢性炎症浸润中存在大量浆细胞是诊断该疾病的线索（图7.40）。

8.19 小结

大多数慢性肾功能衰竭的患者没有进行肾活检。

慢性肾功能衰竭与肾小管的慢性病变有关，其中最重要的是肾小管萎缩。

在成年人中，许多肾脏活检标本显示慢性肾损伤是肾小球以外的其他原因导致的，包括慢性缺血性损伤，尿液排泄问题，肾髓质病变，囊肿性疾病，肾小管病变和晚期间质性肾炎，包括肉芽肿性疾病。其余大多为IgA肾病，糖尿病肾病或节段性肾小球硬化疾病，通常是肾脏质量降低的并发症。

在儿童的活检标本中，可以发现许多非肾小球疾病改变的证据。

参考阅读

D'AGATI V D, JENNETTE J C, SILVA F G. Non-neoplastic kidney diseases. Atlas of nontumor pathology [M]. Washington, D. C.: American Registry of Pathology and Armed Forces Institute of Pathology, 2005.

HOWIE A J. Nephrogenesis and developmental and genetic disorders of the urogenital tract [M] // BURGE D M, GRIFFITHS D M, STEINBRECHER H A, et al. Paediatric surgery. 2nd ed. London: Hodder Arnold, 2005: 415-421.

JENNETTE J C, OLSON J L, SILVA F G, et al. Heptinstall's pathology of the kidney [M]. 7th ed. Philadelphia: Wolters Kluwer, 2015.

肾活检适应证：血尿

9

9.1　血尿导论

此处是指以血尿为主要临床表现，伴或不伴低于肾病范围内的蛋白尿、肾排泄功能正常，伴或不伴高血压。如果存在肾病综合征或肾功能异常，活检样本的评估方法则参照第 6、7 和 8 章。

虽然不同的肾脏病学家对肾活检的标准有不同的意见，但是血尿是进行肾活检的一个常见原因。很多医生对没有蛋白尿的患者不进行活检。

尤其在儿童血尿患者中，可能有血尿家族史，或者在检测其父母和兄弟姐妹的尿液时可能也会发现血尿以及蛋白尿的情况。

通常在申请单上不告知病理医师血尿是如何被发现的，是否是单纯的镜下血尿或间歇性肉眼血尿，还是既有肉眼血尿又有镜下血尿，以及蛋白尿情况。由于向病理医师提供的临床表现类型和家族史的信息可能是不完整的，因此无论患者为肉眼血尿或镜下血尿伴或不伴蛋白尿有无家族史，其肾活检标本的描述无明显区别。腰痛伴血尿是一种临床症状，病理医师应以评估所有血尿的方式进行检查。腰痛 / 血尿综合征不是一个病理诊断。

9.2　血尿的检测

肉眼血尿要观察尿液颜色的变化，可能是红色到深棕色之间的任何颜色。通常患者在发现尿液的颜色变化后会寻求医疗建议。镜下血尿通过用试纸浸泡在尿液中进行检测，通常，此测试会每隔一段时间重复几次，以确保它不是一个瞬间现象。

接受尿液检查的健康人群包括孕妇以及接受医疗体检的人，例如入职体检，在申请人寿保险时或参加一些运动项目前进行体检。已知有肾脏疾病的患者的亲属也可能会接受检查，愿意为等待行肾脏移植的患者提供肾脏的供者，会接受尿液检查。儿童的父母和兄弟姐妹通常比成人的亲属更容易接受检查，因为儿童的近亲很可能在一起生活并可以一起就医。有时，医学生，医生和其他与医学专业有关的人通过随机检查发现他们自己的泌尿系统异常。

其他可能被发现患有镜下血尿的人是那些患有疾病的人，尤其那些长期患病需要经常去看医生的人，这意味着他们很可能会做尿液检查。所患疾病可能直接或间接与肾脏有关，例如高血压，或没有明显的相关，例如类风湿关节炎。因为人们可能患有多种疾病，所以其患肾脏疾病也可能是一种巧合。

9.3　血尿的评估

并非每个血尿患者都需要进行肾活检，只有在进行适当检查排除其他血尿原因后才进行肾活检。

在进行肾活检以评估血尿之前，应排除尿路感染。在成人中会进行其他一些检查，例如膀胱镜检查和尿路放射学检查，以排除泌尿系统其他能引起血尿的疾病。这些疾病包括前列腺疾病，膀胱癌，尿路结石和肾癌。在儿童中，通过超声检查和肾脏影像学检查来寻找血尿的原因。由于儿童血尿因膀胱疾病引起的很少见，膀胱镜检查通常不推荐。一些中心利用尿液显微镜检查帮助确定尿液中的红细胞是来自肾小球还是来自肾脏的其余部分和下尿路。来源于肾小球的红细胞形状异常，称为异形红细胞。

病理医师通常可以对这些血尿肾活检标本做出令人满意的诊断。然而，总有一些标本无法通过病理医师使用的每种技术检测发现异常，使得血尿的原因无法确定。

9.4 肾活检在血尿中的意义

如果排除了泌尿系统原因，对血尿患者的诊断不会立即改变临床治疗。一些肾病学家认为活检是没有必要的。如果出于以下原因对血尿患者行肾活检，则被认为可能是合理的。

（1）标本提示可能存在需要改变治疗方法的疾病，例如活动性血管炎性肾小球肾炎。

（2）病理诊断为预后提供了重要的启示，并且同样可以判断活检时慢性肾脏损害的程度。例如，IgA 肾病即使肾活检时没有慢性病变，也有发展为肾功能衰竭的风险，而其他一些疾病，如肾小球薄基底膜肾病则通常不会进展，也不影响寿命。慢性损伤的程度可预测肾功能维持时间。

（3）一些血尿疾病，特别是 Alport 型遗传性肾病，具有重要的遗传意义。

9.5 血尿的常见病因

肾源性血尿患者常见的病因有以下几种。成人中大多数肾活检标本常见 IgA 肾病，其它标本通常通过光镜，组化和电镜检查未见异常。剩下一小部分病例包括狼疮性肾炎，有各种临床表现，肾脏可以有任何病变。在儿童中，大多数肾活检提示以下三种疾病之一：薄基底膜肾病，IgA 肾病或 Alport 型遗传性肾病。

疾病发生的相对频率取决于血尿是否伴有蛋白尿。在成年人中，大多数无蛋白尿的肾活检显示薄基底膜肾病，但在儿童中，尤其是在 10 岁以下的儿童中，三种常见疾病中的任何一种都可能仅表现为单纯血尿。 在患有蛋白尿合并血尿的病例中，成人最常见的是 IgA 肾病，而儿童以 IgA 肾病或 Alport 型遗传性肾病常见。

9.6 血尿患者肾活检标本的研究方法

当考虑到接受活检患者的年龄时，如果肾功能正常，大多数活检标本在光学显微镜下看起来正常或接近正常（图 5.1、图 5.10、图 9.1）。

9.7 光学显微镜切片的初步评估

血尿患者的肾活检诊断主要依赖于免疫组化和电镜检查的结果。光镜的检查旨在评估决定预后的不可逆损伤程度，并确保没有其他异常发现。包括节段性肾小球病变（图 7.12、图 7.18）和活动性间质性肾炎（图 7.34）。

在光镜下，通常提示可能是 IgA 肾病或 Alport 型遗传性肾病，而不是薄基底膜肾病的变化。肾小管不可逆性损害超过年龄预期，肾小球有一定的系膜增生，肾小球不同部位可能有不规则的节段性硬化（图 8.1）。肾小球外组织中的泡沫细胞通常是 Alport 型遗传性肾病的显著特征，即使临床只有轻微蛋白尿或没有蛋白尿（图 9.2）。在其他情况下也可以看到泡沫细胞，例如 IgA 肾病和膜性肾病，但通常是蛋白尿比较严重。通常，病理医师不能轻易确定泡沫细胞是在肾小管还是间质组织中。仅通过光镜很难诊断血尿相关的疾病。

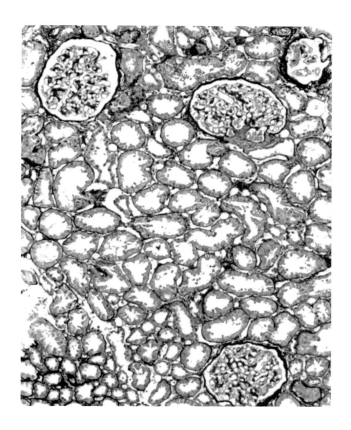

图 9.1　肾活检组织皮质，来自 35 岁血尿和蛋白尿女性患者。常规光镜下所见基本正常，但免疫组织化学染色显示为 IgA 肾病。IgA 肾病有时也称为 Berger 病。该名称与汉堡"burger"发音基本一样，有一个重读的 g 音，虽然法语发音 Ber-Zhay 可能更合适。1968 年，法国巴黎 Necker 医院的病理学教授 Jean Berger（1930—2011）和他的同事电镜专家 Nicole Hinglais，报道了对 25 例肾活检组织样本进行免疫荧光染色时发现了 IgA。该报道仅仅是一篇 6 段短文的记录，没有参考文献（BERGER J, HINGLAIS N. Les dépôts intercapillaires d'IgA-IgG ［M］. Journal d'Urologie et de Nephrologie，1968（74）：694–695）。这篇小论文在很大程度上被忽视了，直到 1969 年，Berger 在移植学会的一次会议上提出了他的发现（BERGER J. IgA glomerular deposits in renal disease ［M］. Transplantation Proceedings，1969（1）：939–944），IgA 在肾小球中沉积的意义才被广泛认识。Berger 病和 Berger 肾病这两个词条首次于 1973 年被刊印。Berger 也在 1963 年与电镜专家 Pierre Galle 首次描述了致密物沉积病（图 6.18）。虽然其他学者已经报道了 Alport 型遗传性肾病的电镜所见，但没有留意到任何具体的特征，1972 年，Hinglais，J-P Grünfeld 和 E.Bois，首次描述了该病肾小球基底膜的改变特点（图 9.10 和图 9.11，译者注：图 9.10 和图 9.11 请见 9.13 小节相关内容）。

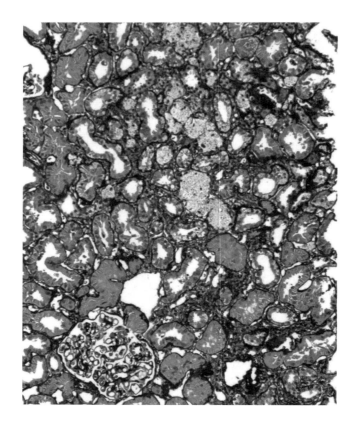

图9.2　肾活检组织皮质，来自17岁血尿和蛋白尿女性患者。普通光镜下显示异常：少许慢性损伤，在小管和间质中出现许多泡沫细胞。电镜显示为Alport型遗传性肾病。Alport型遗传性肾病由R. F. Shaw和R. A. Glover与1961年提出，为了纪念Cecil Alport于1927年描述了该病的一个家系（ALPORT A C. Hereditary familial congenital haemorrhagic nephritis［M］. British Medical Journal，1927（1）: 504-506），作为家族性肾脏病合并耳聋的一个疾病名称。名称发音为awl-port或者al-port。Arthur Cecil Alport（1880—1959）生于南非，在英国爱丁堡获得医师资格。1922年，他被任命为伦敦圣玛利亚医院医学院的医学系第二助教。1937年离开该地到了埃及开罗成为医学教授。他所描述的家系已经被报道过4次，L.G. Guthrie于1902年，G. Kendall和A. F. Hertz于1912年，Hertz于1923年，之后1924年Hertz改姓为Hurst，与J.Eason, G. L. M. Smith和G. Buchanan一起再次报道。研究分析显示男性比女性易患此病，但Alport是首次在家系中提到耳聋。1968年，M. D. Crawford和P. J. Toghill报道他们跟踪了Alport的家系描述，发现耳聋现象消失了。但未对该Alport家系的肾小球做电镜观察。

9.8 免疫组织学切片评估：是否有 IgA 肾病？

血尿检查的下一个关键研究是免疫组化。如果免疫组化显示 IgA 沉积在系膜中，则诊断可能是 IgA 肾病（图 8.2、图 9.3—图 9.6）。诊断 IgA 肾病只需一个肾小球即可（图 4.8）。小动脉穿过鲍曼囊膜后，系膜免疫染色开始明显（图 8.2 和图 9.4）。

通常，IgM 和补体也可沉积在系膜中。使用免疫过氧化物酶方法在典型的 IgA 肾病中未发现 IgG，但使用免疫荧光方法可以看到。如果通过免疫过氧化物酶在肾小球系膜中发现 IgG 与 IgA，则表明可能是狼疮性肾炎，如果从广义上将过敏性紫癜性肾炎视为 IgA 肾病的一部分，则狼疮性肾炎几乎是唯一发现 IgA 沉积的其他疾病。C1q 在狼疮性肾炎中比在 IgA 肾病中更常见，如果在免疫荧光中发现 IgG 则有助于区分它们。狼疮性肾炎通常于肾活检之前在临床或血清学上得以诊断。

9.9 IgA 肾病的诊断

IgA 肾病的典型表现是上呼吸道感染的同时出现肉眼血尿，感染与尿检异常是同时发生，其特征不同于急性感染后肾小球肾炎。血尿或蛋白尿或两者均可通过许多其他方式进行检测。诊断时，可能存在慢性肾功能不全或进展性高血压。IgA 肾病几乎不会出现肾病综合征。

IgA 肾病通常在光镜下可见肾小球异常，但有时可表现为正常肾小球（图 9.5）。最常见的异常是肾小球系膜的不同程度扩张（图 8.1、图 9.3）。

对肾小球病理表现已进行了多种分型。在实践中，与通过评估肾脏慢性损伤程度（例如，通过评估慢性损伤指数）提供的预后信息相比，这些病理表现的临床意义很小（图 5.6）。

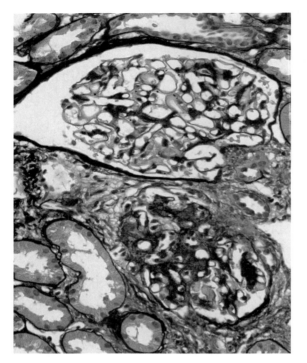

图 9.3　肾活检组织的肾小球，来自 28 岁血尿、蛋白尿的女性患者。不同程度的系膜区增宽，其中一个肾小球出现了节段性硬化。与图 9.4 为同一患者，图 9.4 的免疫组化提示为 IgA 肾病。

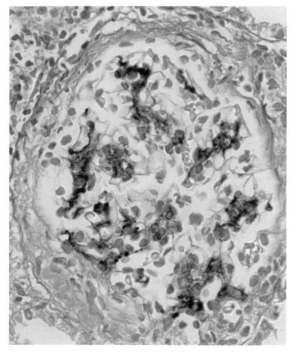

图 9.4　肾活检组织的肾小球，与图 9.3 为同一患者。免疫过氧化物酶染色法检测 IgA，显示在系膜区沉积，诊断为 IgA 肾病。

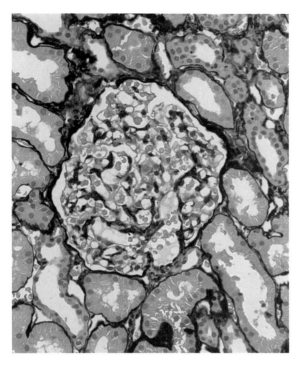

图 9.5　肾活检组织样本的肾小球，来自 54 岁男性患者，镜下血尿，无蛋白尿。普通光镜下基本正常，但是免疫组化染色显示为 IgA 肾病，如图 9.6 所示。

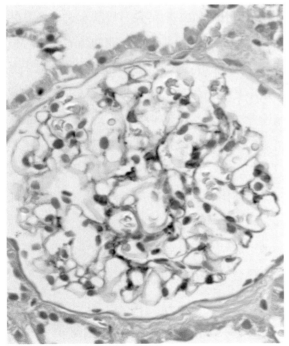

图 9.6　肾活检组织样本的肾小球，与图 9.5 为同一患者，镜下血尿，无蛋白尿。免疫过氧化物酶染色法检测 IgA，显示在系膜区沉积，诊断为 IgA 肾病。任何强度确定的小球 IgA 沉积都是有意义的。

　　IgA 肾病目前最广泛使用的分型是牛津分型，它是在 2005 年和 2008 年在英国牛津的病理学会议上形成的，并于 2009 年发布。该分型包括评估肾小球的 4 个特征：毛细血管内细胞增生和节段性肾小球硬化，肾小球系膜细胞的增生程度，以及肾小管萎缩和间质纤维化程度。肾小球系膜增生程度分级为不超过肾小球数的 50％ 或超过 50％，尽管肾小球系膜细胞增生可能不容易与毛细血管内细胞增生区分。肾小管萎缩和间质纤维化的程度分级为不超过皮质的 25％，或为 25％ ~50％，或皮质的 50％ 以上。

　　2009 年的最初分型不需要评估鲍曼囊中新月体的细胞。 2017 年的一项更新将新月体定义为毛细血管外任何大小的细胞增殖超过两层，更新后分为 3 组：没有新月体，或新月体不超过所有肾小球的 1/4，或新月体超过所有肾小球的 1/4。新月体的定义与狼疮性肾炎的定义不同，请参见第 6 章。 仅考虑称为细胞或纤维细胞性新月体，而不考虑纤维性的新月体，纤维性的新月体是指细胞少于 10％ 而基质在 90％ 以上。

　　第 6 章中对狼疮性肾炎分型的大多数评价指标也适用于牛津分型。在日常实践中，任何分型都应被证明在临床上有用，而不仅是具有病理意义；这意味着病理医师报告中的重要特征应该是帮助指导治疗并给出可能的预后判断。根据这些标准，牛津分型中重要的特征是将病理特征进行量化评分，结合临床医生结合相关临床指标（如肾小球滤过率和蛋白尿量），对肾脏疾病进行更客观和全面的评估。当未采用免疫抑制治疗时，新月体形成的肾小球不超过肾小球总数 1/4 是预后不良的指标，而如果更多的肾小球有新月体形成，即使采用免疫抑制治疗，也提示预后不良。

　　对于任何分型系统，任何病理医师使用时均应具有可重复性，按照这个标准，牛津分型系统有一定的复杂性。特别是对肾小球系膜细胞增生，毛细血管内细胞增生和新月体，不同病理医师可能结果不一致。该分型系统的另一个不足之处是忽略了血管变化，尤其是血栓性微血管病样改变，这些病变在并发恶性高血压的 IgA 肾病中可见。

　　IgA 肾病与血浆中 IgA1 分子的半乳糖基化减少有关。在具有某些类型

HLA 抗原的人群中，当对微生物抗原产生反应时，可产生针对这些糖蛋白的抗体（称为 O- 聚糖特异性抗体）。免疫复合物沉积在系膜中，并刺激产生 IgA 肾病的病理变化。基因关联分析解释了 IgA 肾病在家族中偶发的原因。本病发生肾衰竭风险很高，即使在诊断时肾脏接近正常，病程进展相对缓慢。

病理医师无法区分常见的原发性 IgA 肾病和与各种疾病相关的继发性 IgA 肾病，尤其与慢性肝病，例如酒精性肝硬化相关的类型，在这些疾病中，IgA1 从血浆中的清除率可能降低。IgA 肾病也是 HIV 感染相关的几种疾病之一，也可能与疱疹样皮炎、腹腔疾病、关节炎性疾病以及其他几种疾病相关，也有可能只是偶然同时发生。一些患有 IgA 肾病的人血液中 IgA 的浓度升高，但是 IgA 肾病不是这种变化的唯一解释，并且在评估肾脏活检标本时，病理医师不应受到血清 IgA 浓度的干扰。

9.10 过敏性紫癜性肾炎（IgA 血管炎）

IgA 肾病有时可能存在血管炎性肾小球异常，伴或不伴全身性表现，例如皮疹或关节症状（图 7.25—图 7.27、图 9.7、图 9.8）。该病以 IgA 血管炎、血管炎性 IgA 肾病或过敏性紫癜性肾炎命名，而不是过敏性紫癜，后者是一种临床综合征，可表现为皮疹、关节病、胃肠道出血、急性肾衰竭和血尿。过敏性紫癜的皮肤或胃肠道活检显示为白细胞破坏性血管炎，小血管壁上有 IgA 沉积。

IgA 肾病和过敏性紫癜肾炎在某种程度上几乎可以视为同一疾病。过敏性紫癜性肾炎可被视为 IgA 肾病的急性血管炎性病变发作，比不伴有血管炎性肾小球肾炎的 IgA 肾病少见。在成人中，肾活检显示过敏性紫癜性肾炎约占单纯 IgA 肾病人数的 1/6。

在肾小球 IgA 沉积相关的疾病中（从广义上讲，它可被视为 IgA 肾病），可以通过下列方式总结病理和临床所见的可能组合。肾活检显示，IgA 肾病不

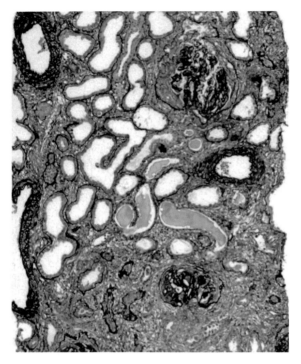

图 9.7　肾活检组织样本的肾皮质，来自 34 岁女性患者，血尿、蛋白尿，高血压，临床表现为急性肾损伤以及皮疹。显著的急性和慢性损伤，健存肾小球显示为系膜区扩张，伴有节段性血管炎愈合改变。免疫组化发现 IgA 在肾小球沉积。以晚期和活动性过敏性紫癜性肾炎为特点。

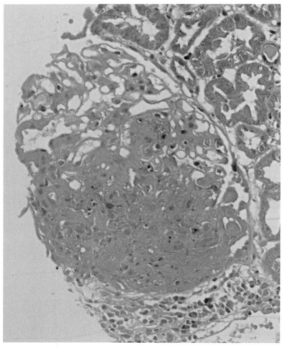

图 9.8　肾活检组织样本的肾小球，来自 26 岁男性患者，常规筛查时发现血尿和蛋白尿。出现大的节段性血管损伤，伴有中度系膜区扩张。免疫组化显示 IgA 沉积于肾小球。这是一例意想不到的过敏性紫癜性肾炎，没有过敏性紫癜系统性表现。

伴有肾小球血管炎，临床上可以表现为血尿，蛋白尿的单纯肾脏疾病，或者过敏性紫癜（图4.8、图8.1、图9.1、图9.3—图9.6）。在成年人中，约90%的人临床上没有过敏性紫癜。

肾活检显示过敏性紫癜性肾炎或者IgA肾病伴有肾小球血管炎；临床表现为过敏性紫癜，或者表现为血尿蛋白尿的单纯肾脏疾病（图7.25—图7.27、图9.7、图9.8）。就这情况而言，在成人中，约有一半患者临床上有过敏性紫癜，而另一半则没有。肾活检可能表现为过敏性紫癜性肾炎，或者IgA肾病不伴有肾小球血管炎（图9.7）。在成年人中，二者的数量大致相等。

明显限于肾脏，伴有血尿和蛋白尿、与IgA相关的疾病，肾活检表现为无血管炎性肾小球病变的IgA肾病或过敏性紫癜性肾炎（图4.8、图7.25—图7.27、图8.1、图8.2、图9.1、图9.3—图9.6、图9.8）。在具有这些临床特征的成年人中，大多数（约9/10）没有过敏性紫癜性肾炎，但这意味着偶尔会在没有全身性过敏性紫癜表现的人中发现过敏性紫癜性肾炎（图9.8）。

通常，对具有过敏性紫癜典型临床特征的儿童不进行肾活检，患者预后较好。如果在开始时有大量蛋白尿或蛋白尿持续存在，则可以进行活检。

在报告中，病理医师诊断为IgA肾病或过敏性肾炎时，报告应标明具有活动性血管炎病变的肾小球比例，并评估肾小球和肾小管不可逆性损伤程度。

9.11　如果排除了 IgA 肾病，电子显微镜检查是否有异常？

如果免疫组化排除了IgA肾病，并且在光镜下没有发现其他异常，则下一步要进行电子显微镜（简称电镜）观察。对于没有电镜条件的病理医师，那些仅归因于年龄变化而没有IgA肾病特点的活检标本，可以报告为光镜下未见明显异常。虽然在儿童中有漏诊早期或轻度Alport型遗传性肾病的可能，但在成人中漏诊严重的进展性疾病的概率很小。电镜下最可能的发现是薄基底膜肾病。这是在所有器官疾病中，用结构变化命名的少数疾病之一。

9.12　薄基底膜肾病的诊断

行肾脏活检的原因是持续存在镜下血尿，而与性别和年龄无关。可能有镜下血尿的家族史，或者亲属尿液检测发现血尿，但是不应有肾功能衰竭的家族史。可能发生肉眼血尿和蛋白尿，但不常见。薄基底膜肾病很常见，在表现为正常的人群中发病率为 5%。薄基底膜肾病可能伴有其他肾脏疾病。

如果诊断正确，并且没有高血压等其他疾病，则薄基底膜肾病患者一生中应具有正常的肾功能。这种预期不同于 IgA 肾病或 Alport 型遗传性肾病患者，他们可能会进展为肾功能衰竭。

当把活检者的年龄考虑进去时，在光镜下，肾活检标本看起来是正常的（图5.1、图 5.7、图 5.10）。这意味着在中老年人中，可能存在慢性缺血性损伤的迹象。免疫组化检测显示肾小球中没有 IgA 沉积。肾小球系膜中可能存在 IgM 沉积，但如果在电镜下观察到基底膜很薄，则可以忽略这一免疫组化结果。

在电镜下，基底膜显得非常薄。通常不需要测量，因为与正常厚度存在明显的差异，例如，病理医师应从检查患有 IgA 肾病的标本中熟悉这些差异（图6.6、图 9.9）。肾小球基底膜是均匀的，上皮侧无不规则性，并且没有致密物沉积。通常在基底膜中央可以看到一个明显的致密层，这在正常的基底膜中看不到。在十岁以下的儿童中，应按年龄匹配正常对照者，因为儿童肾小球基底膜的厚度随年龄增加而增厚。

病理医师应该记住，肾小球毛细血管袢是三维结构，随机切面可以显示基底膜的任何表观厚度，从真实最小厚度到直角至最小角度切面所显示的厚度。通过两边的内皮细胞和上皮细胞的胞膜图像的清晰度，可以很容易地检测出膜的垂直切面部分，并且这些部分给出了最准确的厚度。如有必要，可以在此处测量厚度。

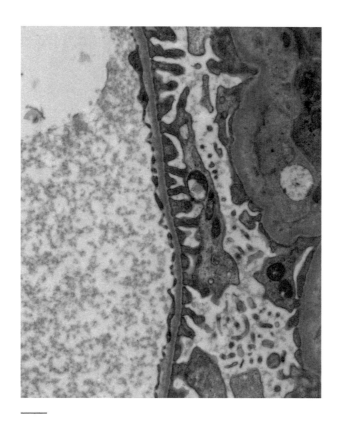

图 9.9 肾活检组织样本的部分肾小球基底膜电镜图，来自 60 岁女性患者，持续镜下血尿，但没有蛋白尿。基底膜均匀变薄，厚约 150 nm。与图 6.6 中的正常基底膜相比，在同样的放大倍数下拍照，基底膜不仅变薄，而且在中间出现了更明显的致密层。表现为薄基底膜肾病的特点。

实际操作中，很难进行正确的测量，因为理想情况下，这需要足够数量的随机样本和适当的对照测量，所有这些都与在电镜下以相同放大倍数拍摄的校准栅格的测量结果进行比较。这种操作很乏味，很少彻底进行，并且通常无须进行，因为大多数薄基底膜肾病病的病例可以通过简单的检查来诊断。由于薄基底膜肾病没有明确的定义，并且难以准确测量，因此病理医师在模棱两可的活检标本中要做的最重要的事情是排除可以解释血尿的其他原因。

临床上会发现同一个标本不同区域基底膜的厚度也不同，在某些区域明显很薄，但在其他区域看起来正常，而上皮侧没有不规则性。与常见的均匀变薄的肾小球基底膜疾病不同，这种情况称为基底膜斑片状变薄的薄基底膜肾病，它似乎与蛋白尿，节段性肾小球硬化病变的进展以及进展为肾功能衰竭的概率有关。

如果基底膜的外表面不规则，则诊断为 Alport 型遗传性肾病。

9.13　Alport 型遗传性肾病的诊断

Alport 型遗传性肾病不是一个单一疾病。肾小球基底膜中发现的 IV 型胶原蛋白的许多遗传异常可以产生相同的病理学表现。

这种疾病的大多数患者的 X 染色体都有异常，这意味着该疾病与性别相关，由表型正常的女性携带，男性的表型更为严重。还有其他类型的遗传异常，包括常染色体隐性遗传和常染色体显性遗传，甚至在性染色体遗传中，家族之间的临床特征和严重程度也有所不同。通常，该病是在对患有血尿的男孩进行调查时发现的，并且在男性亲属中有耳聋和肾衰竭的家族史。可能有蛋白尿，有时可能是肾病范围的蛋白尿。

在性染色体遗传相关疾病中，IV 型胶原的 α5 链有缺陷。在其他类型中，α3 链或 α4 链有缺陷。缺乏其中的一条链会导致其他链在肾小球基底膜中不表达。在 Alport 型遗传性肾病中，肾小球基底膜缺乏 Goodpasture 抗原，该抗原位于Ⅳ型胶原蛋白的 α3 链的非胶原结构域中，可并被 Goodpasture 综合征的抗体识别（图 7.29、图 7.30）。许多薄基底膜肾病患者有可能在Ⅳ型胶原的 α3 或 α4 链中具有杂合缺陷，但是这种缺陷并不能阻止薄基底膜肾病的肾小球基底膜中 Goodpasture 抗原的表达。

在 Alport 型遗传性肾病中，肾脏活检标本在光镜下观察，如果是患有该病但在早期接受活检的年轻人，或 X 染色体异常携带者的女性可表现为正常，也可表现为严重异常，伴有广泛的肾小管萎缩，肾小球的节段和全球硬化以及皮质中有许多泡沫细胞（图 9.2）。免疫组化显示肾小球中没有 IgA 沉积。

电镜显示基底膜不是均匀变薄，并且上皮侧不规则（图 9.10、图 9.11）。致密层既有较厚的区域，又有间杂有较薄的撕裂分层，有时也被称为编篮样改变，并且在基膜中夹杂有电子致密颗粒。

这些特征在男孩和中年男性中通常很明显，但在女孩或成年女性中可能不明显，在这种情况下，病理医师可能不能明确是否是遗传性肾病。这种变化通常随着时间的推移而变得更加明显，除非基因分析明确了诊断，否则明确诊断可能需要在首次诊断后的几年再进行一次肾活检。每个患有 Alport 型遗传性肾病的家庭都可能有不同类型的遗传异常。

在 Alport 型遗传性肾病中，肾小球基底膜缺乏 Goodpasture 抗原，该抗原可以通过各种抗体来识别。也有一些抗体可用于免疫组织学鉴定Ⅳ型胶原蛋白的各种链，例如 α5 链。此类抗体可能会有助于诊断，因为它们与正常基底膜反应，但可能不与遗传性肾病中的基底膜反应（图 9.12、图 9.13）。一些抗体在皮肤活检标本中也可能有用。在女性体细胞中，两条 X 染色体有一条的基因被随机沉默，这可能会使女性肾小球中的胶原链出现斑片状表达，而该突变会产生 Alport 型遗传性肾病的性别关联形式。这可能会导致免疫组化结果难以解释。在薄基底膜肾病中，Ⅳ型胶原蛋白链和 Goodpasture 抗原的抗体反应可正常（图 9.12）。

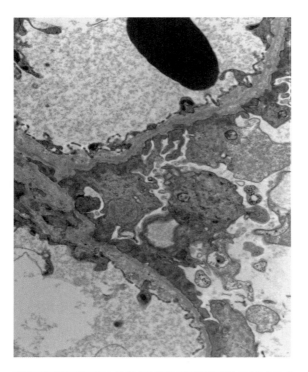

图 9.10 肾活检组织样本的肾小球基底膜电镜图，来自 28 岁的女性患者，持续镜下血尿和蛋白尿。其兄弟已进行肾脏替代治疗，但肾衰原因未知。基底膜外侧不规则，厚薄不均，出现撕裂。这些均为 Alport 型遗传性肾病的特点。高倍视野在图 9.11 中展示。

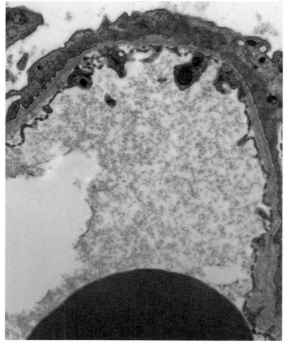

图 9.11 肾活检组织样本的肾小球基底膜电镜图，如图 9.10 所示，来自 28 岁女性 Alport 型遗传性肾病。与图 6.6 展示的正常基底膜和图 9.9 展示的薄基底膜为同一放大倍数。基底膜外侧不规则，厚薄不均，出现撕裂以及一些小的包涵体。

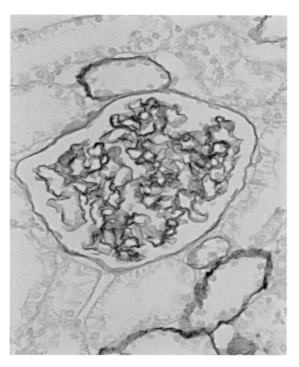

图 9.12　肾活检组织样本的皮质，来自 40 岁女性薄基底膜病患者。用抗 Goodpature 抗原的抗体进行免疫过氧化物酶法染色。肾小球血管袢，鲍曼囊及少量小管的基底膜上可以检测到相应的抗原。该抗原的分布是正常的，与图 9.13 中 Alport 型遗传性肾病的发现不一样。

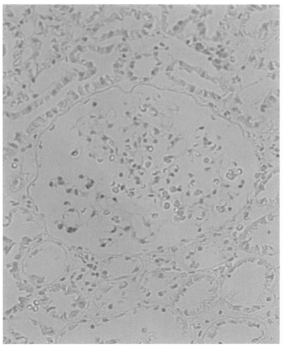

图 9.13　肾活检组织样本的皮质，来自 17 岁女性 Alport 型遗传性肾病患者，如图 9.2 所示。用抗 Goodpature 抗原的抗体进行免疫过氧化物酶法染色，如图 9.12 所示。在肾小球或肾小管基底膜上均未检测到 Goodpasture 抗原。用抗 IV 型胶原的 α3 和 α5 链抗体进行染色，也可以看到类似的结果。

9.14 血尿的其他发现

如果肾活检标本的光镜检查仅显示与年龄相关的变化，免疫组化又排除了 IgA 肾病，而电镜显示肾小球基底膜厚度均一正常，则病理医师可以诊断为肾脏活检标本未见明显异常。但这并不意味着肾脏正常，因为血尿可能有未被发现的原因，例如血管异常或泌尿系统疾病。

在成人和儿童中，因血尿而进行肾活检的标本都可以用这种方法解释。相对较少用于其它疾病，比如糖尿病肾病，狼疮性肾炎和节段性硬化病变。通常是由于申请单中提供给病理医师的临床信息不完整或不正确。例如，可能没有提到潜在的疾病，或者可能是慢性肾功能衰竭，或者主要的肾脏病问题可能是肾病范围内的蛋白尿而不是血尿。

9.15 小结

并非对每个血尿患者都进行肾活检，只有在进行适当检查排除了其他导致血尿原因后才进行活检。

考虑到活检患者的年龄，大多数用于评估血尿的活检标本在光镜下看起来正常或接近正常。

在儿童中，大多数血尿患者的活检标本提示以下三种疾病之一：薄基底膜肾病，IgA 肾病或 Alport 型遗传性肾病。

在成人中，大多数血尿患者的活检标本为 IgA 肾病或薄基底膜肾病。

参考阅读

D'AGATI V D，JENNETTE J C，SILVA F G. Non-neoplastic kidney diseases. Atlas of nontumor pathology，first series，fascicle，vol. 4 ［M］. Washington，D. C.: American Registry of Pathology and Armed Forces Institute of Pathology，2005.

JENNETTE J C，OLSON J L，SILVA F G，et al. Heptinstall's pathology of the kidney ［M］. 7th ed. Philadelphia：Wolters Kluwer，2015.

肾活检适应证：蛋白尿 10

10.1　蛋白尿导论

本章中的蛋白尿亦称为无症状蛋白尿，高于正常，但低于肾病综合征水平，即成人 24 h 尿蛋白定量低于 3 g 或 3.5 g，或等量蛋白 / 肌酐、微量白蛋白 / 肌酐。

受检者可能存在高血压，但没有水肿、肾功能不全或血尿。水肿提示肾病综合征，祥见第 6 章。如果肾功能异常的肾活检标本，详见第 7 和 8 章。如果肾功能正常，但合并血尿，详见第 9 章。

病理医师从申请单上获取受检者信息，理想情况下通过与临床医生沟通获取补充信息。有些无症状蛋白尿的肾活检标本中，可能会有异常或意外的发现，因为受检者也许合并了其他肾脏疾病，但是其他肾病特征被忽略或未填写在申请单上。临床上诊断过敏性紫癜的儿童，在其他临床特征消失后仍存在持续性蛋白尿，尽管几乎均有血尿，申请单可能仅提及蛋白尿。

10.2　蛋白尿的类型

肾病综合征绝大部分为肾小球疾病所致，但是因肾小球对白蛋白和其他血浆蛋白通透性增加引起的肾小球性蛋白尿，可能低于肾病范围，并不总导致肾病综合征。

蛋白尿的产生除了肾小球结构异常以外，还包括以下原因：

（1）肾小管性蛋白尿：血浆中分子量比白蛋白小的小分子蛋白，例如免疫球蛋白轻链，β_2- 微球蛋白，视黄醇结合蛋白，溶菌酶和 α_1- 微球蛋白，通常由肾小球滤过并被肾小管重吸收。如果肾小管出现异常，例如镉、铅和汞等金属中毒，肾小管重吸收功能障碍，这些蛋白就会出现在尿液中。范可尼综合征患者尿液中可能还会出现其他物质，包括葡萄糖、磷酸盐和氨基酸（图 8.21）。

（2）溢出性蛋白尿：血浆中小分子蛋白或不常见的蛋白异常增加，被肾小球滤过后，超过了肾小管的重吸收功能。例如某些类型的副蛋白血症中免疫球蛋白轻链的溢出，尿液中的这些轻链蛋白称为本周氏蛋白（图 6.45）。其他导致溢出性蛋白尿的物质包括淀粉酶、肌红蛋白和血红蛋白。

（3）肾源性蛋白尿：是指由肾脏产生的蛋白。包括正常尿液中的主要蛋白质，即由髓祥升支粗段分泌的尿调素（Tamm Horsfall 蛋白），以及肾脏异常时分泌的蛋白质。例如急性肾盂肾炎时的 IgA，受损肾小管细胞中释放出的酶类，如 N- 乙酰 -β -D- 氨基葡萄糖苷酶。

（4）其他：包括假性蛋白尿，正常尿液中混入其他蛋白造成，以及直立性蛋白尿，在站立或运动后出现，卧位则消失。因为体位对蛋白尿的影响，所以建议采集晨尿作为检测尿液的样本，尤其是儿童。

10.3 肾活检在蛋白尿中的意义

蛋白尿的诊断通常不会在短期内影响受检者的临床治疗，除非疑似过敏性紫癜的儿童。肾活检的主要意义在于让肾科医生明确受检者是什么疾病及其严重程度，由此确定治疗方案，以及了解长期预后。

并非每个发现蛋白尿的患者都要进行肾活检。部分肾科医生不会对只有单

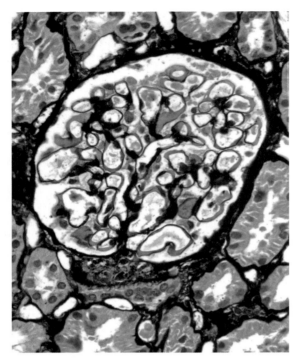

图 10.1　肾活检标本中的肾小球基本正常，受检者患有无症状蛋白尿，其年龄并未填在申请单中。该图与图 10.2 的放大倍数一样，以强调图 10.2 的变化。

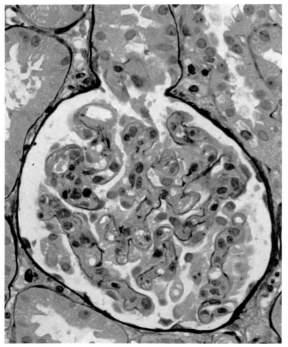

图 10.2　与图 10.1 放大倍数相同，来自一位 36 岁女性的肾活检标本，该患者蛋白尿与先兆子痫相关，分娩时中风。活检是为了排除血管炎，但并无相关证据。内皮细胞肿胀明显，部分毛细血管袢疝入肾小管，这是典型的先兆子痫肾小球改变。分娩后蛋白尿随之消失。

纯持续性无症状蛋白尿患者进行肾活检。众所周知，一过性蛋白尿也常见，如妊娠晚期的先兆子痫，患者几乎不做肾活检，因为蛋白尿会随分娩而消失（图10.1、图10.2）。

10.4　蛋白尿肾活检标本的表现

对于病理医师而言，蛋白尿患者的肾活检标本是最难诊断的。可能会有许多发现，也可能没有明确的异常，诊断也可能并不满意。这些标本的诊断绝不像肾病综合征的标本那么简单。

如果标本看起来正常，则不应诊断为微小病变型肾病。仅在肾病综合征时才如此诊断，或有证据表明受检者处于肾病综合征的恢复期。

成人中最常见的单一病变是节段性硬化，其他大多数为 IgA 肾病，糖尿病肾病，狼疮性肾炎，膜性肾病或薄基底膜肾病。但这些疾病通常都不表现为单独的无症状蛋白尿。如膜性肾病几乎总是伴有肾病综合征。薄基底膜肾病和 IgA 肾病几乎总是与血尿有关。

儿童的蛋白尿通常不行肾活检，活检标本中最常见的是过敏性紫癜肾炎，硬化性疾病，以及未能发现异常。

10.5　蛋白尿肾活检标本的诊断方法

在肾功能正常的情况下，考虑到受检者的年龄，大多数因蛋白尿行肾活检的标本在初次检查时看起来正常或基本正常。如果初步检查显示受检者存在比预期的年龄相关因素更大的慢性损伤，参照本书第 8 章，需考虑受检者存在慢性肾功能衰竭。节段性硬化是蛋白尿活检标本中的常见病变，因而应首先考虑。标本的连续切片非常重要，因为仅一个节段异常就对诊断具有重要影响。

10.6 是否存在节段性肾小球病变？

通常，在蛋白尿的活检标本中，节段异常确实是局灶性的，仅影响少数肾小球（图 8.4、图 8.5）。但在肾病综合征中，尽管节段性硬化异常被称为局灶性节段性肾小球硬化症，但通常每个肾小球均累及，病灶呈弥漫性而不是局灶性（图 6.27、图 6.28）。对于肾病医生而言，病理医师描述节段性病变的范围更有帮助，而不是使用局灶性节段性肾小球硬化症的模糊诊断。

在局灶性节段性硬化病变中，肾小球病变可能在毛细血管袢的任何位置。肾小球的其余部分看起来正常或基本正常，但可能会体积增大（图 8.4）。免疫组化染色 IgM 可能在异常节段沉积，有时也在肾小球系膜区沉积（图 8.5）。即使局灶性节段性硬化病变持续存在，通常临床上蛋白尿和肾损伤的进展均缓慢。

肾小球数目的减少，相当于肾单位数目的减少或肾实质的减少，其余肾小球由于代偿性高负荷、高滤过、高灌注的影响而产生蛋白尿和节段性肾小球硬化病变（图 5.13、图 8.3）。这解释了部分肾脏因慢性缺血损害所致节段性病变，例如高血压性肾硬化（图 5.5）。这可能也是大多数局灶性节段性肾小球硬化病变的原因。其机制可能是先天性肾单位数量绝对减少，虽然影像学上看起来肾脏大小正常，以及严重肥胖者因肾脏与体重的比例过小而导致肾单位数量相对减少。

节段性硬化病变可见于多种疾病，部分可能表现为蛋白尿。在诊断局灶性节段性硬化症之前，应排除其他情况。例如 IgA 肾病（图 8.1、图 8.2、图 9.1、图 9.3—图 9.6），膜性肾病（图 6.8—图 6.14），两者均主要通过免疫组织学检查确诊。病理医师应根据主要疾病做出诊断，而不是局灶性节段性肾小球硬化症合并其他疾病。

有蛋白尿的儿童以及有肾脏疾病家族史的成人，病理医生须重点考虑 Alport 型遗传性肾病。电子显微镜检查有助于诊断（图 9.2、图 9.10、图 9.11）。

10.7 申请单是否提供系统性疾病相关的信息？

在成人中，依据申请单中糖尿病相关信息以及典型的肾小球改变，易于诊断糖尿病肾病（图 6.34—图 6.44）。

同样地，狼疮性肾炎的相关信息也可由申请单获得（图 6.51—图 6.62）。儿童的过敏性紫癜肾炎也可依据申请单上的临床信息以及免疫组化染色肾小球中 IgA 的沉积而诊断（图 7.25—图 7.27、图 9.7、图 9.8）。

10.8 光镜标本正常或基本正常？

实际情况是蛋白尿患者的肾活检标本在光镜下看起来正常或基本正常，没有节段异常的迹象，也没有如 IgA 肾病等可诊断的情况。可能会出现轻度系膜区扩张，但并无膜增生性肾小球肾炎的双轨征，免疫组化常有 IgM 沉积于系膜区。

单纯蛋白尿的肾活检标本，电子显微镜偶尔会显示为薄基底膜肾病，但更可能是假的单纯蛋白尿，也许血尿是存在的，只是申请单中未提及（图 5.1、图 5.7、图 5.10、图 9.9）。电子显微镜检查若发现肾小球基底膜规则增厚，提示早期糖尿病肾病（图 6.44），若为不规则增厚或变薄，伴不规则外轮廓线，提示 Alport 型遗传性肾病（图 9.10、图 9.11）。

如果电子显微镜检查显示肾小球基底膜厚度正常，可能有明显上皮细胞足

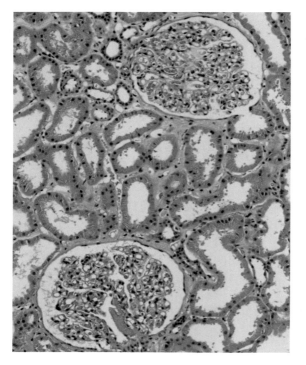

图 10.3　34 岁女性患者，持续性蛋白尿，受检者的肾活检标本皮质，患者在活检前几年怀孕时检查首次发现蛋白尿。肾脏看上去几乎正常，但肾小球体积略大，轻度系膜区扩张。免疫组化如图 10.4 所示，显示 IgM 在系膜区沉积。电子显微镜检查显示肾小球基底膜正常，这可能是肾小球超负荷改变的早期阶段。

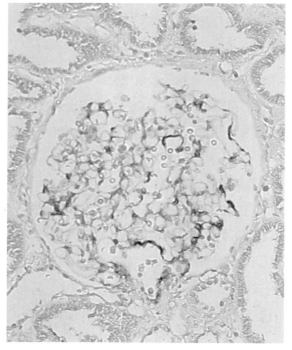

图 10.4　图 10.3 所示为 34 岁女性患者肾活检标本的皮质，免疫组化检测发现 IgM 在系膜区沉积。

突融合，尽管这是对蛋白尿的反应，而不是原因。这种情况病理医师很难给出确切的诊断。有时肾小球体积变大，可能是为了代偿肾小球数目的减少，虽然在标本中未见任何节段性病变，影像学肾脏大小也可能正常（图10.3、图10.4）。肾小球节段性硬化和肾小管萎缩的进展，临床表现可能是持续的蛋白尿，伴肾功能不全，尤其是伴有高血压者。

有时会使用 IgM 肾病或 IgM 肾小球肾炎等类似诊断，尽管这些术语以不同的方式使用，也不适用于一种疾病。即使适用于一种疾病，可能也无法理解。因为有些病理医师是在出现节段性硬化异常时使用这些术语，而另一些则是在无节段变化的标本中使用。在微小病变型肾病和薄基底膜肾病的系膜区均可检测到 IgM，因此，仅这一发现意义不大。对于病理医师而言，明智的做法是仅在无法进行其他诊断时使用如 IgM 肾病之类的术语。如果符合的话，局灶节段硬化性肾小球肾炎是一个更好的诊断。

10.9 系膜增生性肾小球肾炎和局灶性或节段性增生性肾小球肾炎的用语不尽如人意

部分病理医师使用系膜增生性肾小球肾炎的诊断用语，但这似乎适用于多种情况，并不具有特征性。如果可能的话，应该尽量避免使用该诊断用语，因为临床医生可能会将此诊断与系膜毛细血管性或膜增生性肾小球肾炎混淆（图6.50、图6.84、图6.86）。

通过阅片，可以对大多数肾活检标本进行准确的诊断，如 IgA 肾病（图8.1、图8.2、图9.3、图9.4），狼疮性肾炎（图6.51—图6.62），急性感染后肾小球肾炎（图6.20、图6.81、图6.83），糖尿病肾病（图6.34—图6.44），早期经典型节段性硬化性肾小球肾炎（图6.23、图6.25、图6.26），轻链肾小球病（图6.45—图6.48），纤维性肾小球病或免疫性肾小球病（图6.77—图6.79），致密物沉积病和其他形式的 C_3 肾小球病（图6.16—图6.18、图6.87—图6.89），低氧性肾小球病变（图8.6）。

可能出现肾小球系膜扩张的罕见病包括指甲髌骨综合征，纤连蛋白肾病和Ⅲ型胶原蛋白肾病。部分病理医师使用诊断C1q肾病，这是否为独立诊断尚存争议。

诊断局灶或节段增生性肾小球肾炎也会存在类似问题。

经过充分的判读，可以对大多数肾活检标本进行更精确的诊断，例如IgA肾病或紫癜性肾炎（图7.25—图7.27、图8.1、图8.2、图9.3、图9.4），血管炎性肾小球肾炎（图7.12—图7.18、图7.23、图7.28）和早期经典型节段硬化性肾小球肾炎（图6.23、图6.25、图6.26）。

10.10　小结

无症状蛋白尿患者的肾活检标本是病理医师最难以诊断的。

在最初检查时，大多数蛋白尿患者的肾活检标本看起来正常或基本正常。

常见的病变是节段性硬化，应重点关注。儿童常为过敏性紫癜肾炎，这些患者的申请单中可能并未提及蛋白尿之外的血尿。

另外，蛋白尿患者的肾活检标本可能存在多种病变。

参考阅读

D'AGATI V D, JENNETTE J C, SILVA F G. Non-neoplastic kidney diseases. Atlas of nontumor pathology, first series, fascicle 4 [M]. Washington, D. C.: American Registry of Pathology and Armed Forces Institute of Pathology, 2005.

JENNETTE J C, OLSON J L, SILVA F G, et al. Heptinstall's pathology of the kidney [M]. 7th ed. Philadelphia: Wolters Kluwer, 2015.

肾活检适应证: 同种异体肾移植

11

11.1 同种异体肾移植肾活检标本导论

大多数同种异体肾移植患者行肾活检是因为排泄功能异常，也称为移植肾失功。确切地说也可称为急性或慢性肾衰竭，尽管这些术语在移植后很少使用。极端的情况是移植物根本不起作用或完全丧失功能。

同种异体移植（allograft）是指同物种但供者与受者之间无基因关联的移植。Allo- 源自希腊语，意为"另外的"。graft 源自希腊语，意为"铁笔"，是一种用在蜡片上书写的工具，其形状与插入其他植物中生长的芽相似，继而作为"嫁接"之意。实际上，所有移植的肾脏都是同种异体移植，也就是本书中所指的移植方式。

同系移植（isograft）是非常少见的，意味着供者与受者在遗传学上相一致，即为单合子或同卵双胞胎。iso- 源自希腊语"相等的"，受者对移植物没有免疫反应，因此不需要免疫抑制。1954 年在马萨诸塞州的波士顿成功完成了 1 例同卵双胞胎的肾移植，产生了巨大而深远的影响。虽然这不是第一次人体移植，但表明了同系肾脏移植是可行的。

异种移植（xenograft）是不同物种之间的移植方式。xeno- 源自来自希腊语"外国的、异质的"。异种移植目前仍在实验阶段，但其实早在 1954 年进行同种异体移植之前已在人体进行过尝试，均以失败告终。

自体移植（autograft）源自希腊语"自身的"，是指在人体内用自身的肾脏进行替换，但这并不是用于治疗慢性肾衰竭的措施。自体移植仅偶尔用于切除单个肾肿瘤或者将引起疼痛的肾脏去神经化。

肾移植供体主要来源于尸体捐献者或活体捐献者。尸体肾通常取自脑死亡或心脏死亡后用呼吸机维持肾脏血氧灌注的供者。潜在的活体捐献者在移植前会对其肾脏或其他器官进行彻底的术前检查，以确保没有行肾移植的禁忌。某些异常可能需要肾活检进一步明确，其肾活检指征已在相应章节讨论过，通常如血尿等。

11.2　除了移植肾失功外的其他肾活检原因

对同种异体移植物或潜在的供体进行肾活检还有其他一些原因。

（1）有时在切下供肾后立即活检，以判断其是否适合移植。

目前很少有紧急肾移植的情况。供体肾取出后需要先进行冷灌注，把肾脏从冷灌注开始到准备肾移植的时间间隔称为冷缺血时间（cold ischemic time），一般不超过 24 h，必要时可以适当延长，有些肾移植前甚至超过了 48 h。如果冷缺血时间大于 24 h，则移植的预后会稍差一些。再把肾脏从冰中取出到打开血管钳进行血流灌注的时间间隔称为热缺血时间（warm ischemic time），时间越短，肾脏损伤的可能性越小。

如果在肾移植前获取肾组织标本，病理医师通常会将标本制作成石蜡切片而非冰冻切片。因为虽然冰冻切片制作较快，但不利于显微镜下精确地判断肾脏病变情况。病理医师会根据肾活检的病理结果判断供体肾脏是否存在已知的或者可疑的肾脏疾病及其严重程度，并进一步评估这是否会导致移植术后预后不佳。虽然目前这只是一种观念而不是已制订的规则，但通常在供肾中，足以呈现临床表现的慢性病理损害比移植肾要严重得多（图 11.1）。如果怀疑供者的肾脏存在慢性损伤，有时也会将尸体肾供者的两个肾脏都移植到受者中。

在紧急情况下行冰冻切片也是非常有必要的，比如在已经准备进行肾移植操作时，外科医师可能注意到了供体肾的某些病变，而此时受者已处于全身麻醉状态。病理医师可以通过冰冻切片诊断出肾脏肿瘤或者成人多囊肾的早期病变，而这些都是是肾移植的禁忌证。

（2）外科医师在肾脏移植后立刻肾活检，通常会在肾包膜表面采用楔形活检或针刺活检的方法获取肾组织。

这也称为植入活检，或灌注后活检，或 30 分钟活检或其他术语。植入活检有助于病理医师明确移植肾的状态，尤其是可以观察肾脏慢性损伤的程度及血管情况，了解是否存在血管内膜增厚、动脉粥样硬化性栓塞或血管壁玻璃样变性等病变（图 5.15、图 11.2、图 11.3）。明确移植肾中已经存在的病变有利于病理医师去解释后续肾脏发生的变化。另外该标本也有助于显示受者是谁，何时接受的移植。理想状态下，病理医师最好还应知道受者的原发肾脏病是什么，尽管外科医师也可能不知道。

有时外科医师会告知一些供者的具体信息如年龄、性别、死因等，这些肾标本（不管是尸肾还是活体供肾）常有肾小管尤其是近端肾小管自溶现象，但似乎与移植物功能无关，这有时也被称为保护性损伤或缺血／再灌注损伤。如果供体曾使用过渗透性利尿剂甘露醇治疗脑水肿，则近端肾小管可能有较多的细胞空泡变性，但这种改变似乎也与移植物功能无关（图 11.1）。尽管可能出现各种病理变化，病理医师仍能分辨出早已存在于供体肾中真正的急性肾小管损伤（图 7.3、图 7.4）。重要的是，具有这种损伤的移植肾可能较没有损伤的肾脏需要更长的时间才能有功能。

植入活检可能也会意外发现一些肾小球病变或其他病变（图 4.9）。如果对每个植入活检进行彻底检查，约 1/20 的样本中存在肾小球基底膜病，而其他病变如 IgA 肾病或糖尿病肾病则较少见。虽然识别这些病变有助于解释后续

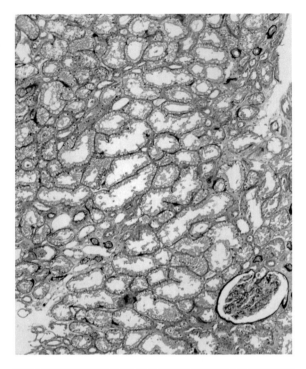

图 11.1　楔形活检的肾脏皮质标本。该组织来源于一位 34 岁的男性患者，他因头部损伤、严重失血以及死亡前几小时进行性肾损伤而死亡。活检的目的是了解其肾脏是否适合移植。结果显示肾脏有少量的肾小管萎缩，大部分肾小管上皮细胞扁平，呈现急性损伤表现。甘露醇的使用导致部分肾小管出现了空泡样变性。病理医师认为该肾脏可以用于移植。肾脏移植给了一位 48 岁的男性，虽然刚开始 10 天移植肾没有功能，但随后移植物功能良好。

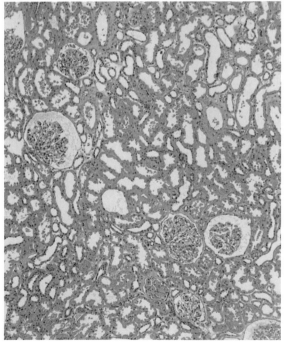

图 11.2　一位死于蛛网膜下腔出血的 16 岁男孩的肾脏移植给一位 24 岁女性后进行的楔形活检肾脏皮质标本。可见肾脏结构正常，移植物功能较好。

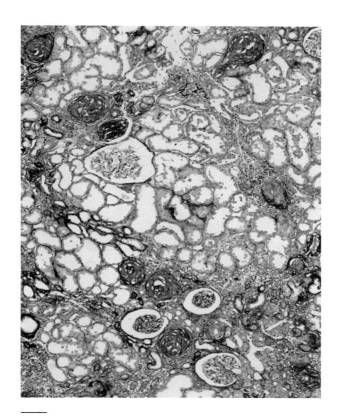

图 11.3　一位死于脑梗塞的 57 岁女性的肾脏移植给一位 46 岁女性后进行的楔形活检肾脏皮质标本。该捐献者两个肾脏功能都很差，可见广泛的慢性缺血性损伤。超过 40% 的慢性损伤指数意味着移植物存活率可能会低于平均水平（图 5.6），该样本慢性损伤指数为 46%。

样本发生的变化，但是已经存在的肾小球疾病本身是否会影响移植结果仍不确定。而与这些疾病相关或其他因素如缺血引起的慢性损害对预后影响则更为重要。虽然慢性损害数量对预后的重要性不如肾移植后出现的免疫、血管、输尿管等其他问题。有些肾小球疾病会在移植后逐渐好转。如受者移植前无 IgA 肾病，即使供体有 IgA 肾病，在移植后其肾小球病变也可能会消失。

（3）有时，如果外科医生由于诸如输尿管或血管问题之类的原因而在移植肾上进行手术，外科医生顺便进行肾活检。

（4）一些移植中心会在移植后设定特定的时间进行肾活检，而与肾功能无关。这称为常规肾活检标本。

（5）部分肾移植患者会因为除肾脏排泄功能异常之外的因素，如肾病综合征进行肾活检。

11.3　同种异体肾移植肾活检的意义

大多数进行同种异体移植肾活检的目的是检测受体是否存在针对移植物的免疫反应，通常称为排斥反应。这是为数不多的病理医师的报告可以立即对临床策略产生决定性影响的情况，它可以帮助判断是否保留移植物，避免不必要的治疗以及决定是否需要进一步检查。另外最好在治疗排斥反应前而非治疗后进行活检，因为治疗会影响病理医师判断是否之前就已经存在排斥反应。

11.4　同种异体肾移植肾活检的技术处理

对移植肾失功进行的活检，应按紧急标本处理，尽快切片和染色，并应和非移植肾标本一样进行全套染色。大多数情况下，仅根据 HE 染色，就能做出初步诊断。

为了充分评估标本的病变情况，大多需要全套检查，而不仅限于传统的光学显微镜，有时还需要电子显微镜。病理医师需要全套染色，包括特殊染色，并观察连续切片来作出判断，比如肾小管萎缩程度等。免疫组化染色通常也是必要的，可以用于观察可能的病毒感染、抗移植物的抗体相关损害、移植肾原发肾脏病复发等病变。

活检组织要求取肾皮质部分，具体大小仍尚无定论。1997 年 Banff 小组建议一份足够的标本至少包含 10 个肾小球和 2 条动脉血管，最低要求也需要 7 个肾小球和 1 条动脉血管。每个标本至少需要 7 张 3~4 μm 厚的连续切片，3 张 HE 染色，3 张 PAS 或 PAMS 染色，1 张结缔组织染色。

但 Banff 小组并没有解释足够和最低标本要求的意义区别何在，也没有说明如果标本没有达到最低要求病理医师该怎么办。事实上，不管标本能否达到满意的要求，鉴于临床活检时的种种困难，不管是否有令人满意的标本，病理医师也应尽可能地为临床提供一些有价值的信息。

11.5　同种异体肾移植肾活检标本的诊断方法

病理医师要求在肾脏同种异体移植活检申请单中需提供的最重要的信息就是受体存在的时间。

通常，病理医师需要做的两个最常见的判断：是否存在显著的活动性的急性排斥反应，以及是否存在对治疗无反应或是慢性损害。通常第一个问题出现在移植后不久采集的标本中，一般多在术后几周内，第二个问题多出现在移植后较长时间的标本中。

病理医师还应判断是否存在导致移植肾失功的其他原因。

病理医师可以为大多数标本提供满意的诊断。一个重要的原则是一个标本可能不止一种病变。

一般来说，排斥反应分为急性和慢性。目前尚不了解慢性排斥反应的发病机制，甚至它可能根本不是一种免疫过程。

11.6   是否有急性排斥反应的证据？

在供、受者的血型和组织相容性抗原匹配，以及供体细胞（如淋巴细胞）和受体血清之间的交叉配合试验之前，也有发生超急性排斥反应（hyperacute rejection）的例子，这是由受者体内抗体抗供肾血管内皮细胞引起的超急性排斥反应。移植肾在血管吻合接通灌注后不久，其色泽发生改变且功能丧失。病理医师可在植入时肾活检标本或移植几天后的标本中发现肾小球毛细血管腔内血栓形成。理论上，移植几天后不应再发生超急性排斥反应，但如果供受者匹配存在技术问题，则仍然可以出现（图 11.4）。

11.7   抗体介导的排斥反应

超急性排斥反应是抗体介导的排斥反应（antibody mediated rejection）最严重的类型，抗体介导的排斥反应还可以表现为延迟的超急性排斥反应或加速的急性排斥，与受者体内的抗供者移植物上的 HLA 或非 HLA 抗原抗体有关。受者体内预先存在的抗体可由输血、妊娠或曾接受过移植体诱导产生。如果发生抗体介导的排斥反应，这些抗体在交叉配型试验中通常无法被检测出来，或者被检测到也被认为无足轻重。即使在使用免疫抑制的情况下也可能会产生新的抗移植物抗体。

抗体介导的排斥反应通常发生在移植后最初几周内，活检标本显示肾小球和肾小管周围毛细血管内皮上出现大量中性粒细胞吸附聚集（图 11.5）。C4d 是抗体与血管内皮细胞发生免疫反应的标志物，它是补体 C4 的一种非活化形式。免疫组化法检测肾小管周围毛细血管内皮上广泛沉积的 C4d 有时可作为发生抗体介导的排斥反应依据（图 11.6）。

然而，检测 C4d 沉积的临床意义并不确切。例如，C4d 大量沉积也常发生在已显著消耗抗 A 或 B 血型或 HLA 抗原抗体从而接受 ABO 或 HLA 不相容移

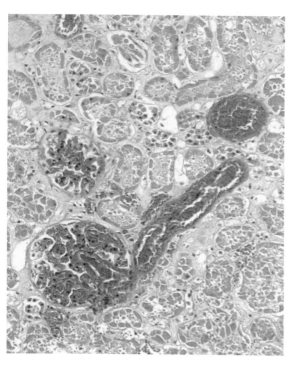

图 11.4　63 岁男性接受移植 7 天后的肾切除标本；供者与受者 HLA 分型高度匹配，但无法直接测定组织相容性，因为无法获得供者的淋巴细胞。移植肾没有功能。肾小球和小血管腔内有血栓形成，提示超急性排斥反应表现。

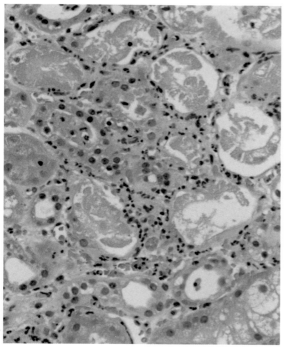

图 11.5　25 岁男性接受移植 4 天后的肾穿刺活检皮质标本。移植物已无功能。肾小管出现严重的急性损伤，肾小管周围毛细血管有大量中性粒细胞浸润。图 11.6 显示 C4d 的免疫过氧化物酶染色，有助于诊断抗体介导的排斥反应。

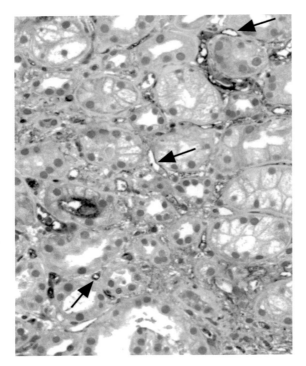

图 11.6　与图 11.5 来自同一肾穿标本，通过免疫过氧化物酶方法对 C4d 进行染色。箭头所指为肾小管周围毛细血管内皮的 C4d 沉积。移植前供、受者之间 HLA 相匹配，且受者血清对供者淋巴细胞没有细胞毒性作用。当活检结果提示存在抗体介导的排斥反应时，进一步的免疫组化方法表明在供者 B 细胞上发现了受者针对 HLA Ⅱ类抗原的抗体，但不包括在常规 HLA 分型中。该男子先前曾接受过肾移植，该移植肾具有与新的捐献者相同的Ⅱ类抗原。

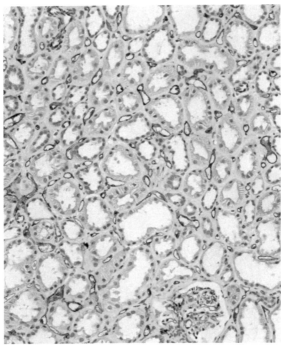

图 11.7　43 岁女性接受移植 2 周后的肾穿刺活检皮质标本。因血管通路建立困难而难以进行血液透析治疗故接受了尸体肾移植，尽管受者体内有抗供者 HLA Ⅱ类抗原抗体。术后由于免疫抑制剂的作用，移植物功能较好，但到术后 9 天后出现了肾脏肿胀、少尿、血肌酐升高等表现。因担心移植肾破裂所以当时未行肾活检。进行了针对可能存在的抗体介导的排斥反应的强化治疗后，其临床症状改善，但肾功能无好转。对活检标本进行免疫组化染色检测 C4d，结果显示肾小管周围毛细血管内皮中存在 C4d 的广泛沉积，但没有找到排斥反应的依据。未进行其他特殊治疗，移植肾逐渐恢复了功能。

植体的受者体内，且许多人在移植后预后尚可。另外，在治疗排斥反应后 C4d 也可能持续存在几天（图 11.7）。

尽管 Banff 小组建议每个同种异体移植肾脏标本都应用免疫组化法检测 C4d，但也有相反的证据质疑这作为常规检测的合理性。也许只有在临床或病理考虑可能是抗体介导的排斥反应时才需要进行该检查。

诊断抗体介导的排斥反应不应仅凭借 C4d，还应包括活检标本中的其他病理变化，如肾小管周围毛细血管中的中性粒细胞聚集和肾小球内血栓形成，以及有免疫学证实的针对供体的抗体，即供体特异性抗体。该诊断的临床意义在于其治疗与细胞介导的排斥反应不同。

11.8　常见的急性排斥反应

常规 T 细胞介导的急性排斥反应（acute rejection）主要有两种形式，可单独或合并存在，也可与抗体介导的排异反应同时发生。这两种类型分别是急性细胞性排斥反应(acute cellular rejection)，有时也称为急性小管间质性排斥反应，以及急性血管性排斥反应（acute vascular rejection），它们都是 Banff 提出的 T 细胞介导的排斥反应。目前急性血管性排斥反应尤其是重型已很少见。急性排斥反应最常见于移植后几周内，但也可发生在移植后的任何时间。例如，当免疫抑制药物的剂量或类型发生变化，未服药时或药物未被吸收。大约 1/4 的肾移植患者至少会发生一次急性排斥反应。

11.9　急性细胞性排斥反应的诊断

急性细胞性排斥反应尤其在较严重时很容易诊断。有时在病理医师用显微镜观察之前，注意到切片比较暗。在低倍镜下，可见皮质灶状或均匀的炎性细胞浸润（图 11.8）。在高倍镜下可见较多的淋巴细胞，同时还存在急性肾小管损伤，表现为炎性细胞浸润和水肿（图 11.9）。如果炎性浸润位于纤维化区域，如慢性缺血性损伤的被膜下皮质或弓状血管周围的结缔组织中，则对于排斥的判断没有意义（图 11.10）。急性细胞性排斥反应是 T 淋巴细胞，尤其是 CD8 阳性的细胞毒性细胞对肾小管上皮细胞抗原的反应，最具特征性的是小管炎，即淋巴细胞渗透穿过肾小管基底膜进入肾小管上皮细胞（图 11.9），通常被称为小管炎。淋巴细胞在萎缩的小管（管径缩小、基底膜增厚）浸润，不应该作为判断急性细胞排斥反应的指标。

11.10　急性细胞性排斥反应的诊断

关键的问题在于判断急性细胞性排斥并非全部还是完全没有。肾皮质中从没有细胞浸润到广泛的浸润有一定的分级。即使在同一标本中，肾小管淋巴细胞浸润的程度差别也很大。病理医师的困难在于确定哪些特征是具有足够说服力的有临床意义的急性细胞性排斥。这意味着免疫反应产生了足以导致肾功能障碍的损害，并且对该反应的治疗很可能会使肾脏功能恢复。

区分具有临床意义的急性细胞排斥反应和无临床意义的细胞浸润有一定的随意性，对于不同的病理医生，可能有不同的判断。已有分级方案试图对移植肾活检标本的变化进行标准化的诠释。但到目前为止，包括 Banff 在内的这些方案依然在很大程度上依赖于推测和病理医师的意见，而不是依靠测量或严格的客观标准。

在 Banff 方案中，诊断有临床意义的急性细胞性排斥反应的阈值是根据推测，至少 25% 的皮质区域有炎性浸润，并且一个小管至少有 4 个淋巴细胞在至少一个区域。Banff 界定这种急性 T 细胞介导的排斥反应为第一类。在 Banff 方案中，不满足这些任意和主观要求的炎性浸润称为临界或可疑排斥反应。因此，远离慢性损伤区域的炎性浸润占据了肾皮质的 10% 以上，一个肾小管

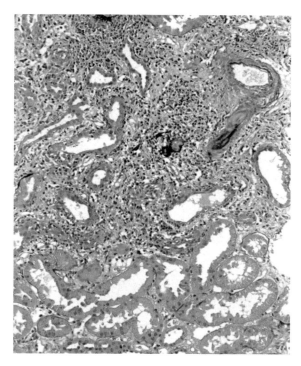

图 11.8　穿刺活检的肾皮质，取自一名肾移植术后 6 天的 35 岁男性。最初他的肾功能良好，但逐渐恶化。可见淋巴细胞浸润伴水肿。肾小管急性损伤，淋巴细胞浸润明显，是具临床意义的细胞排斥反应的特征性改变。

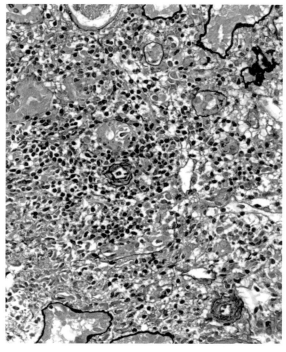

图 11.9　穿刺活检的肾皮质，取自一名肾移植术后 2 h 的 24 岁男性。开始他的肾功能良好，但突然恶化。可见淋巴细胞浸润伴水肿。肾小管急性损伤，淋巴细胞浸润，较多肾小管上皮细胞比较模糊，是具临床意义的细胞排斥反应的特征性改变。

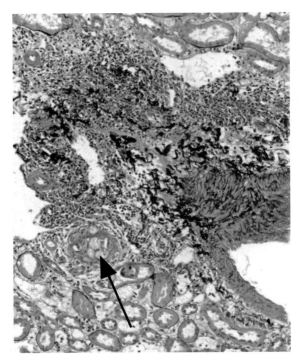

图 11.10　穿刺活检的肾皮质，取自一名肾移植术后 8 天的 17 岁男性。在弓状血管周围的皮髓质交界处有密集的淋巴细胞聚集，但这些改变并不用于评估排斥反应。肾皮质中没有明显排斥反应的证据。少数小管含有晶体（箭头所指），这是急性肾小管损伤的特征。

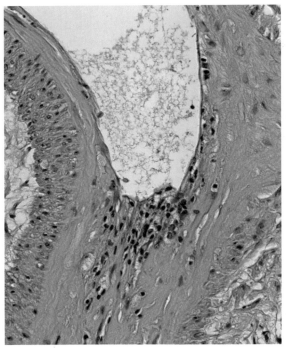

图 11.11　肾穿刺活检标本，43 岁女性，供者为 50 岁女性，她死于蛛网膜下腔出血。术后肾功能较好，但迅速恶化。供者的弓状动脉已存在慢性内膜增厚，还可见内皮下淋巴细胞浸润，表现为急性血管性排斥反应。

中的淋巴细胞最多 4 个。

临界分类对于需要寻求指导从而帮助他们决定是否治疗排斥反应的外科医生或肾脏科医生是没有帮助的。因此，需依靠病理医师帮助判断这些变化是否显著。通常 Banff 临界或可疑类型用于提示临床有意义的急性细胞性排斥。病理医师应该在特定的肾活检中尽量明确是否存在有临床意义的排斥，例如，似乎有明显的急性细胞性排斥反应，并可能对治疗有明显的反应。

非常重要的一点是，病理医师应该首先在低倍镜下观察整个肾脏标本，以评估炎症浸润程度以及有多少皮质没有浸润，而不是首先在高倍显微镜下去关注肾小管上皮细胞上淋巴细胞的浸润情况。这些区域可能非常稀疏，不足以评估移植物功能障碍。如有疑问，明智的做法是诊断有临床意义的急性细胞排斥反应。

急性细胞性排斥反应的表现与急性间质性肾炎相似（图 7.34、图 7.35）。从理论上讲，同种异体移植可能会出现急性间质性肾炎，这是对某种药物的过敏反应，病理医师没有可行的评估方法能将其与急性细胞排斥反应区分开来。

11.11　急性血管性排斥反应的诊断

急性血管性排斥反应的诊断并不困难，只要有令人信服的特征性改变，即使只有一条血管受累，病理医师也足以诊断具有临床意义的排斥反应。这些特征性改变表现在任何大小的动脉中，可见内皮细胞和下层组织之间的间隙变宽，伴间隙中淋巴细胞浸润（图 11.11、图 11.12）。这种病理表现被称为动脉内膜炎、内膜血管炎、内膜炎或动脉内皮炎，浸润细胞以 T 淋巴细胞为主，有 CD4 型和 CD8 型。Banff 将这种 T 细胞介导的急性血管性排斥反应称为 Ⅱ 型排斥反应。在该类型的排斥反应中，小静脉及静脉内膜的变化并不明显（图 11.13）。

因为任何确定的急性血管排斥反应都是有临床意义的，无论累及的动脉多

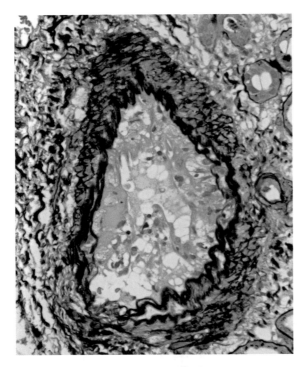

图 11.12　肾活检标本来自一位 33 岁男性，移植后 10 天。该移植肾无肾功能。病理见动脉内膜肿胀，伴淋巴细胞浸润。表现为急性血管性排斥反应。

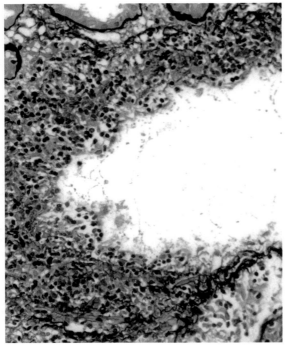

图 11.13　肾移植术后 2 个月的肾皮质活检标本，患者为 24 岁的青年男性，其接受了同种异体肾移植术后发生了急性细胞性排斥反应，如图 11.9 所示静脉内皮下有淋巴细胞浸润，但这并非急性血管性排斥反应的表现。

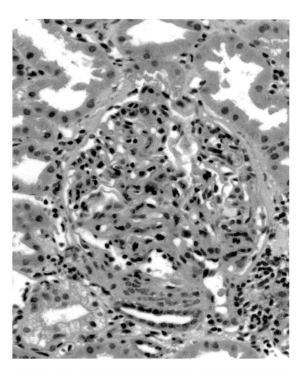

图 11.14　肾移植术后 6 个月的肾穿刺活检肾小球，该患者是 41 岁的中年女性，在进行肾活检时，她的免疫抑制剂已经减量。可见肾小球呈细胞增生性改变，毛细血管内皮细胞肿胀伴淋巴细胞浸润，其中一些淋巴细胞聚集成团后疝入肾小管，是急性同种异体移植性肾小球病的特征改变。这是急性细胞性排斥反应的证据。

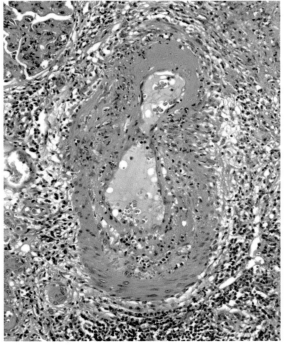

图 11.15　肾移植术后 19 个月的肾皮质标本，患者是 22 岁的青年女性，在肾活检时已经停用免疫抑制剂。可见动脉有纤维素样坏死，是重型急性血管性排斥反应的表现。

少或者程度，并非需要整个厚度的动脉壁受累（图 11.11）。与急性细胞性排斥反应相比，急性血管性排斥反应通常更难治疗，更难恢复正常，也更容易遗留明显的慢性损伤，因此任何细微的特征性改变都不应该被忽略或被认为无意义。

急性排斥反应的另一个特征是肾小球疾病，称为急性同种异体移植性肾小球病。肾小球呈细胞增生性改变，表现为毛细血管内皮细胞增生、肿胀伴淋巴细胞浸润（图 11.14）。这种情况并不常见，通常发生在移植后不久，一般与排斥反应有关，尤其是急性血管性排斥反应。

当不仅内膜，动脉中膜也受累时，可认为其发生了严重的急性血管性排斥反应，尤其是中膜出现了纤维素样坏死，可伴或不伴炎症细胞浸润。

这些受累及的血管可能有血栓形成。严重的急性血管性排斥反应常伴有间质出血，甚至伴有部分肾坏死（图 11.15）。Banff 将这种 T 细胞介导的急性排斥反应称为Ⅲ型排斥反应。这种类型的排斥反应极有可能对移植物造成不可逆的损害，但这种情况很少见，而且在临床上，一般只有在停止使用免疫抑制的情况下才会出现。

11.12 急性排斥反应小结

病理医师应该用与急性排斥反应有关的 5 种诊断中的一种，包括抗体介导的排斥反应、显著的急性细胞性排斥反应、急性血管性排斥反应、重型急性血管性排斥反应以及不存在具有临床意义的排斥反应。

Banff 的方案比这个要复杂得多，它将在同种异体移植中可以看到的各种变化进行详细记录并分级。一般来说，这种分级在不同的病理医师之间重复性较差，所以几乎没有用于临床实践。

11.13 除了急性排斥反应，还有其他急性异常吗？

如果同种异体移植物失功，就会出现肾小管结构紊乱，就像任何发生了急性肾损伤（急性肾功能衰竭）的肾脏一样。

在移植后早期，一个最常见的临床问题就是移植物功能延迟。此时重要的是需要鉴别急性肾小管损伤是急性排斥反应所致还是与急性排斥反应无关，它们几乎都被肾脏科医生和外科医生称为急性肾小管坏死。

移植后的急性肾小管损害或急性肾小管损伤往往是不可避免的，由于移植物会立即发挥功能，因此它可能在临床上微不足道。尸体肾移植的急性肾小管损伤往往较活体肾移植更严重和更持久，尤其在具有广泛创伤或长期低血压或在摘除肾脏时心脏未跳动的尸体捐献者的移植物中，以及在特别长的冷或热缺血时间的移植物中（图11.16）。

急性排斥反应和单纯急性肾小管损伤在移植后的任何时候都可能发生，通常都可通过病史找到合理的解释。如果是在移植后很长一段时间发生了急性排斥反应，可能是由于受者未服用免疫抑制剂。单纯的急性肾小管损伤的发生可能是由于心肌梗死或脱水或脓毒症发作，导致移植物低血压和灌注不足所致。

其他可能发生的情况，特别是在移植后的早期阶段，包括梗死和感染。

梗死可能是由于大动脉或大静脉中的血栓形成，尽管现在这种情况很罕见，或者是严重的急性血管性排斥反应，也很罕见，在动脉中应有特征性的变化（图11.15）。作为急性或慢性排斥反应的并发症，小血管可见血栓（图11.17）。部分移植物可出现梗死，如果移植物一端的所属动脉与主动脉分开，其从属动脉没有与受体动脉吻合，或者如果只有一些血管发生血栓形成。受累部位发生梗死（图11.18）。病理医师应该只报告活检标本中的组织发生梗死，而不是整个移植物梗死。这也充分说明活检并不能代表整个肾脏。

移植物的感染可以是上行性感染，肾小管可见脓液，有时伴有细菌或真菌感染的证据（图7.36）。化脓性感染和肺结核也可以通过血液带到移植物上，移植物周围可能会有化脓性感染（图4.3）。

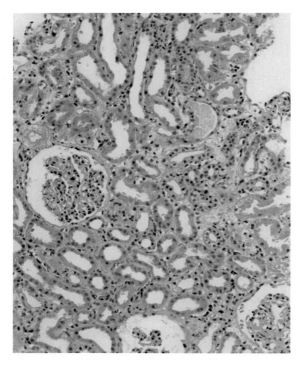

图 11.16　肾穿刺活检标本的肾皮质，取自移植后 11 天的 43 岁女性。存在一段时间的低血压和肾功能丧失。移植物是存活的，显示存在急性肾小管损伤，没有明显排斥反应的证据。

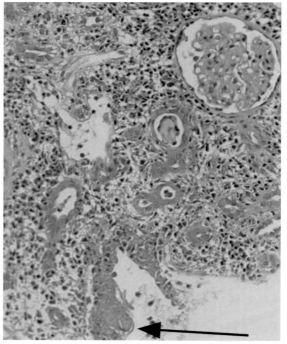

图 11.17　肾穿刺活检标本的肾皮质，取自移植后 3 个月的 24 岁男性。可见存在明显的急性细胞性排斥反应及小静脉内血栓形成。

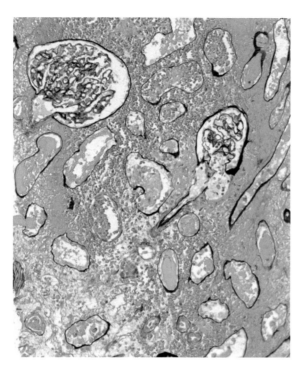

图 11.18　肾穿刺活检标本肾皮质，取自一名肾移植术后 1 月的 37 岁男性。可见出血性坏死，没有急性血管性排斥反应的证据。影像检查仅有部分肾脏有静脉血栓形成。移植物恢复功能。

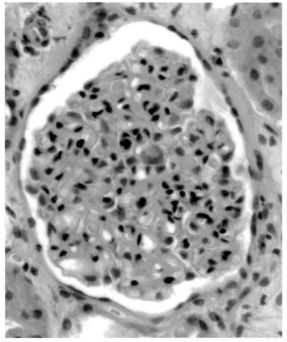

图 11.19　肾穿刺活检标本，来源于一名肾移植 7 周后的 53 岁男性，有急性移植物功能障碍，在血液中检测到巨细胞病毒。活检标本未发现明显排斥反应的证据，但显示有肾小球细胞增生，并出现一些细胞核不典型的大细胞。免疫过氧化物酶检测结果如图 11.20 所示。

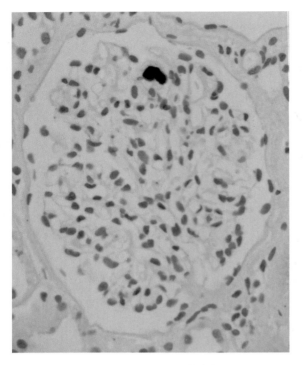

图 11.20　图 11.19 所示为 53 岁男子肾活检标本中的肾小球。用检测巨细胞病毒的免疫过氧化物酶方法发现一个大的、被感染的细胞。

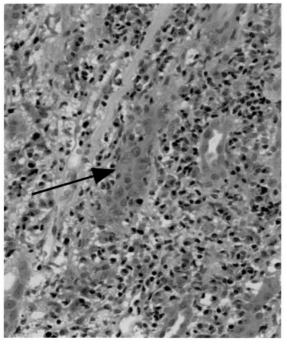

图 11.21　肾穿刺活检标本的皮质层，来源于一名肾移植后 4 个月的 62 岁男性，显示慢性炎性浸润较重，肾小管内有异常细胞核，尤其箭头所指处。免疫过氧化物酶检测结果如图 11.22 所示。

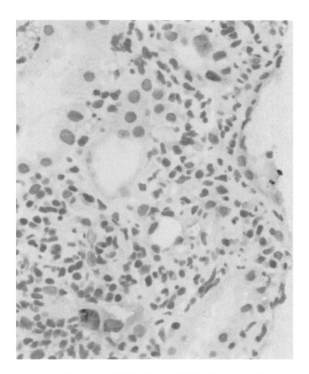

图 11.22　图 11.21 所示 62 岁男子活检标本的肾皮质。利用 SV40 抗体检测多瘤病毒的免疫过氧化物酶方法显示了几个受感染的肾小管细胞。这一发现与 BK 病毒感染相一致。B 和 K 是 1971 年分离出病毒的第一个人的首字母，他是一名肾移植受者。

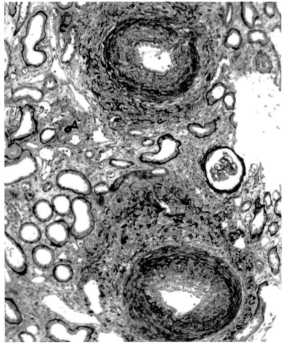

图 11.23　肾穿刺活检标本皮质层，取自一名移植后 3 个月的 47 岁女性。动脉内膜向心性增厚，表现为慢性血管性排斥反应。

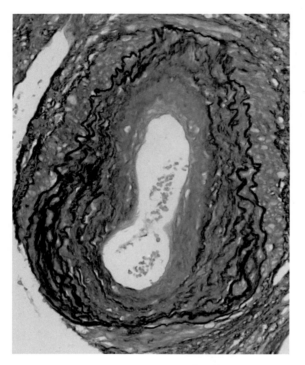

图 11.24　肾切除标本中的动脉，取自一名 69 岁男性，在移植 10 年后切除。弹性蛋白苏木精 - 范吉森染色显示内膜有两种类型的增厚，一种是同心圆状的弹性蛋白纤维外环，代表移植前的变化，另一种是没有弹性蛋白纤维的纤维组织内环，代表慢性血管排斥反应。

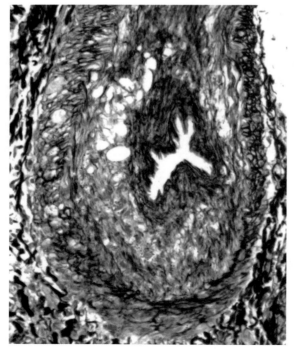

图 11.25　肾穿刺活检标本中的动脉，取自一名肾移植 10 个月后的 60 岁男性。管腔周围出现新的肌层，通过松散的、细胞稀少的组织与原始的内弹性层和原始肌层隔开，这是慢性血管性排斥反应的一个特征。

巨细胞病毒感染是一种常见的全身性感染，但移植物本身感染并不常见。在肾小球或肾小管中可见大的、有核内包涵体的感染细胞，免疫组织学检查可证实其含有巨细胞病毒（图 11.19、图 11.20）。

另一种是 BK 病毒，一种与猿猴病毒（SV）40 相关的多瘤病毒，它在移植物中的感染比巨细胞病毒感染更常见，可以使用 SV40 抗体进行免疫组织学检测。BK 病毒最初感染尿路的移行上皮和集合管上皮细胞，产生大的、扭曲的细胞核，含有模糊的包涵体（图 11.21、图 11.22）。随后，肾小管的所有部分，甚至鲍曼囊壁上皮细胞都可能受到影响。感染的小管周围通常有慢性炎症反应。JC 病毒是另一种比 BK 病毒更罕见的多瘤病毒，它也是造成移植物功能障碍的原因之一，可以通过 SV40 的抗体检测到。腺病毒感染很少见。

11.14　是否有慢性排斥反应的依据？

尽管在控制急性排斥反应方面取得了很多进展，但移植物功能的逐渐丧失仍然是一个常见的问题。尽管移植的目标是在受者死于与肾无关的原因之前都应能保持足够的肾功能，但是，目前移植物存活的中位数在 10 年以下。

肾功能下降可能是慢性排斥反应的表现，其中一个特征是血管异常，可以称为慢性血管性排斥反应或慢性同种异体动脉病。虽然这通常在移植后数年才被发现，但可能在移植后几周内就开始出现变化。

这是一种向心性动脉内膜增厚，内膜无炎性浸润的情况（图 11.23）。内膜改变没有弹性纤维同心环的形成，这可以与年龄和高血压引起的慢性内膜增厚相区别（图 11.24）。有时在原动脉内出现新的动脉，有肌层和内弹性层（图 11.25），可能内膜中还有泡沫细胞的形成。

通常情况下，受影响的动脉比活检标本中的动脉要多。因此病理医师可能看不到动脉变化的直接证据，对其诊断的怀疑来自肾小管的变化，它显示了缺血造成的萎缩，以及肾小球的变化，它可能也是由于缺血而缩小的。较大的肾

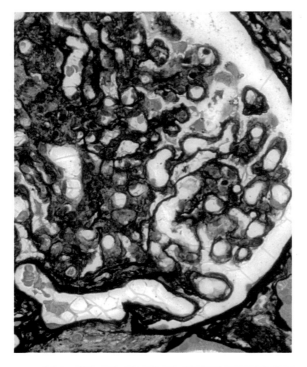

图 11.26　肾穿刺活检标本中的肾小球，来自一名肾移植 17 年后的 27 岁男性。可见肾小球系膜扩张，几个毛细血管祥见基底膜增厚。这些是慢性同种异体移植肾病的特征。

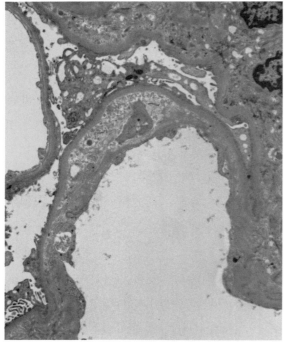

图 11.27　肾穿刺活检标本的部分肾小球的电镜图片，取自一名肾移植术后 5 年的 31 岁女性。在一个毛细血管祥中，原来的基底膜内侧有疏松的物质，在毛细血管管腔附近形成新的基底膜。这与慢性同种异体移植肾病变光镜下可见的双层基底膜一致，如图 11.26 所示。

静脉可能与这些动脉有类似的变化，但在活检样本中不太可能看到这些变化。电镜下可见肾小管间质毛细血管有基底膜增厚和基底膜分层，壁上还有 C4d 沉积。

肾小球也可能有慢性同种异体移植肾病的表现。可有系膜扩张和基底膜分层，并不总是球性改变，可有节段性硬化。

免疫组织学检查见肾小球系膜区和内皮下区有少量 IgM 和补体沉积，但肾小球毛细血管袢通常有 C4d 广泛沉积（图 11.26）。电镜下，肾小球内皮下区域因缺乏免疫沉淀物而变宽（图 11.27）。这种肾小球病变可能伴有蛋白尿，严重情况下可甚至可引起肾病范围的蛋白尿。

在慢性排斥反应中，可能存在淋巴细胞聚集，但这些细胞位于萎缩区域，并且没有活动性肾小管损害的迹象，表明不存在明显的急性细胞性排斥反应。少数移植物有大量浆细胞浸润，尽管有时将其称为富含浆细胞的急性排斥反应，但浸润大多发生在肾小管萎缩而不是急性肾小管损伤的区域，通常对急性细胞性排斥反应的常规治疗反应很小或没有反应。

急性排斥反应可以与慢性排斥反应并存。在实践中，病理医师可能很难确定慢性损伤的移植物中的淋巴细胞浸润是否是显著活跃的细胞性排斥反应迹象。提示显著的急性细胞性排斥反应的另一个特征是淋巴细胞浸润区域出现急性肾小管损伤，且未萎缩的肾小管可见淋巴细胞（图 11.28）。

11.15　移植肾迟发性损害的鉴别诊断

同种异体移植物的迟发性损害，尤其是肾小管萎缩，不仅仅是慢性排斥反应所致（图 11.29）。所有的迟发性改变都归类于 1991 年 Banff 系统的术语"慢性同种异体移植肾病"。这只是一种描述，但该术语通常被认为是一种特定的诊断，与慢性排斥反应同义。因此，Banff 小组在 2005 年建议不再使用"慢性同种异体移植肾病"这一术语。除了慢性排斥反应外，对迟发性损害的可能解

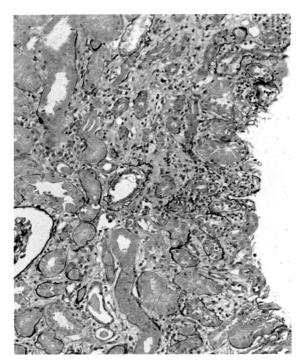

图 11.28　肾穿刺标本的皮质层，取自一名肾移植后两年的 18 岁妇女。有慢性损伤，但也有明显的急性细胞性排斥反应的证据。

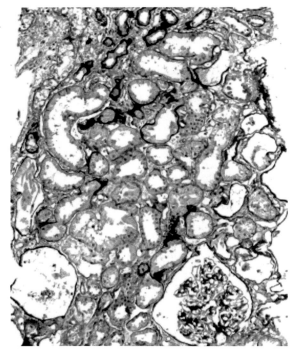

图 11.29　40 岁男性肾穿刺活检标本肾皮质层，取自移植术后 3 个月。有慢性损伤，萎缩的小管与存活的、增大的小管形成对比，但没有找到病因的线索。

释如下。

（1）移植前肾脏可能已有损伤。植入肾活检标本可以帮助病理医师确定预先存在的损伤程度（图 5.15、图 11.3）。

（2）钙调神经磷酸酶抑制剂作为免疫抑制剂可导致肾脏缺血，这些药物包括他克莫司和环孢素等。在欧盟，其推荐的国际通用名称是环孢素。这些药物都可能在短期时间内造成可逆的急性肾小管损伤，或在较长的时间内造成不可逆的肾小管萎缩。这些药物也可以使肾小管细胞产生细小的空泡化，通常称为等距空泡。但在任何原因引起的急性小管损伤中，以及使用甘露醇后，都可看到类似的改变（图 5.9、图 7.4、图 11.1）。钙调神经磷酸酶抑制剂偶尔引起溶血性尿毒症综合征中所见的血栓性微血管病（图 7.9）。病理医师通常不能非常确定地诊断钙调神经磷酸酶抑制剂的急性作用，而只能在排除了其他因素（如明显的急性排斥反应）的情况下提出毒性反应的可能性（图 11.30）。小动脉透明变性是这些药物的晚期并发症。如果捐献者是儿童或年轻的成人，这一发现可能与儿童移植物中的药物毒性一致，但这在大多数成人肾脏中往往没有什么作用，因为在大多数成人肾脏中，透明变性是比较常见的（图 5.15）。由钙调神经磷酸酶抑制剂引起的透明变性有时被认为是特征性的，因为它会隆起到小动脉周围的组织中，但这一特征也可以在没有接受这些药物治疗的患者中看到（图 11.31）。由钙调神经磷酸酶抑制剂引起的肾小管萎缩常被认为伴有条状纤维化，在髓质处呈放射状穿过皮质。这在其他情况下也可以看到，而且这些药物可能导致更广泛的萎缩（图 11.32）。肾小球可能有节段性硬化，这也可以在其他情况下看到。类似地，可能存在肾小球旁器增生，如在许多导致肾脏缺血的情况下。尽管迟发性变化被认为是钙调神经磷酸酶抑制剂作用的特征，但在没有肾脏移植的人的肾脏中也可能会看到，由于其他原因（例如心脏或肝脏移植后）而用这些药物治疗后，判断这些变化是否仅由钙调神经磷酸酶抑制剂导致是不太可能的（图 2.1）。

（3）急性排斥反应可能会对移植物造成永久性损伤。急性血管性排斥反应比急性细胞性排斥反应更容易出现这种情况。移植物以前的感染也可能造

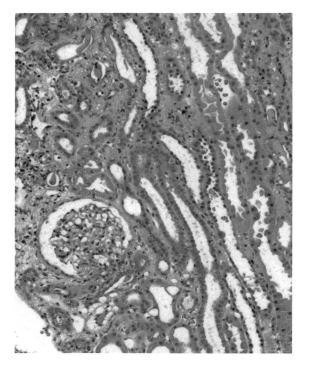

图 11.30　44 岁男性肾脏穿刺活检标本的肾皮质，取自移植术后 2 个月。慢性损伤轻微，但没有证据表明有明显的急性排斥反应。临床诊断为环孢素中毒。当药物剂量减少时，肾功能改善。

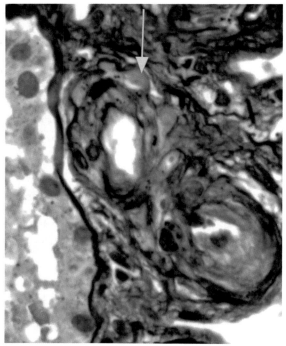

图 11.31　肾穿刺活检标本中的小动脉，取自一名 46 岁的女性患者，她患有非肾小球肾炎所致的慢性肾功能衰竭。透明变性结节隆起进入小动脉周围的组织。这有时被认为是钙调神经磷酸酶抑制剂作用的一个特征，但这名女性从未接受过这些药物的治疗。

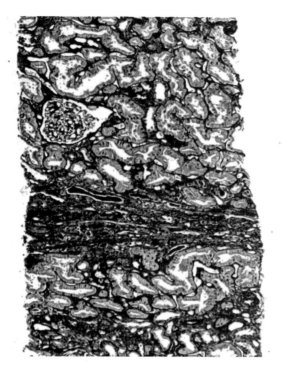

图 11.32　肾穿刺活检标本中的皮质层，取自一名 67 岁的女性患者，她患有非肾小球肾炎导致的慢性肾功能衰竭。在髓放线的位置，有慢性损伤的条纹呈放射状穿过皮质。有时被称为条纹纤维化，这往往被认为是钙调神经磷酸酶抑制剂副作用的特征，但这名女性从未接受过这类药物的治疗。

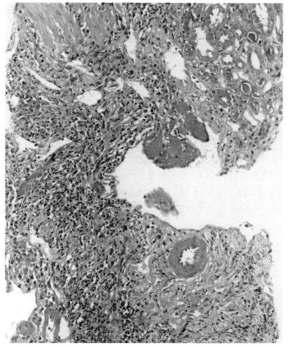

图 11.33　肾穿刺活检标本皮质层，取自一名 51 岁男性移植后 4 个月的肾脏。本切片经过碘酸 Schiff 染色，发现有突入静脉的成分。像这样的小管静脉破裂通常提示尿路梗阻，以前这名男子的导尿管曾出现过暂时性阻塞。成分性质在图 11.34 的图例中描述。

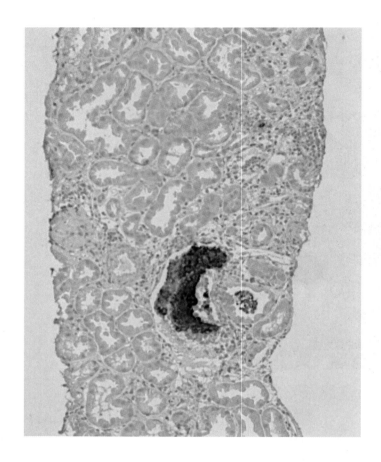

图 11.34　肾穿刺活检标本中的皮层，取自一名 53 岁男性肾移植 16 天后的肾脏。免疫碱性磷酸酶法检测尿调节蛋白显示该蛋白在静脉中沉积，提示尿路梗阻并伴有肾小管静脉破裂。超声检查提示肾积水。尿调节蛋白是正常尿液中含量最丰富的蛋白质，由 Henle 袢的中心产生。Tamm（其发音直接拼读）和 Horsfall（发音为 Horse-fal）描述了一种从尿液中提纯的蛋白质，由于其含有碳水化合物可与病毒反应［TAMM I, HORSFALL F L. A mucoprotein derived from human urine which reacts with influenza, mumps, and Newcastle disease viruses［J］. Journal of Experimental Medicine，1952（95）：1–97］。1943 年逃离爱沙尼亚的 Igor Tamm(1922—1995) 和 Frank Lappin Horsfall(1906—1971) 均是纽约洛克菲勒医学研究所的内科医生和病毒学家。1959 年，Tamm 接替 Horsfall，成为那里病毒学实验室的负责人。Horsfall 后来成为斯隆 - 凯特琳癌症研究所 (Sloan-Kettering Institute for Cancer Research) 的主席和主任。Friedrich Gustav Jacob Henle（1809—1885），是一位德国解剖学家，他在 1862 年报告了髓质中的 Henle 袢（髓袢）结构。

成慢性损伤。

（4）移植物可能存在血液供应障碍，例如高血压、肾动脉狭窄或静脉血栓形成等。血管问题可导致局部缺血，并产生急性和慢性的影响，但活检标本中可能没有迹象表明局部缺血的确切原因。

（5）移植物可能存在引流障碍，例如尿液反流或输尿管狭窄。存在引流问题的一个迹象是肾小管中存在脓液（图 7.36）。另一种迹象是间质组织或静脉中的固体团块，这些物质可以被过碘酸 Schiff 染色，而且含有的细胞很少（图 11.33）。这种物质为沉淀的尿调节蛋白（图 11.34）。这些肾小管外的沉积物，包括肾小管静脉破裂，可见于尿路梗阻，但也可能是急性排斥反应的并发症。在严重的急性梗阻中，尿调节蛋白可能在肾小管内回流，从而沉淀在鲍曼囊腔中。

（6）在任何其他过程造成肾单位丢失后，肾单位数量减少，并可能伴随着超滤和超负荷的改变。这些效应反过来又会损害剩余的肾单位，导致肾单位进一步的丢失，使移植物功能出现进行性和不可逆的下降。

病理医师可能无法区分慢性损伤的不同原因。需要记住的重要一点是，可能会发生多个病理生理过程，在大多数长期存活的移植物中可能就是这种情况。在没有任何线索的情况下，病理医师应该报告移植物有慢性损伤，而没有明显的活动性排斥反应的证据。

11.16　是否存在肾小球疾病？

移植肾可能会发生肾小球疾病。有以下几种可能的原因：

（1）捐献者原有疾病。应该让病理医师对移植肾活检标本进行评估，判定移植肾是否存在肾小球疾病，比如 IgA 肾病。必要时可进行回顾性评估。

（2）急性移植肾肾小球病（图 11.14）。

（3）慢性移植肾肾小球病（图 11.26 、图 11.27）。

（4）感染，比如巨细胞病毒感染（图 11.19 、图 11.20）。

（5）免疫抑制剂的作用。西罗莫司，又称为雷帕霉素，是导致蛋白尿的原因之一，偶尔也会引起肾病发生。它可能与节段性肾小球硬化病变相关，但证据尚不充分。

（6）肾移植受者原有肾小球疾病复发。许多肾小球病变都是由免疫系统疾病所致。免疫抑制可防止排斥反应的发生，但不能保护移植肾免受潜在免疫疾病的影响。经常复发的肾小球疾病包括致密物沉积病、其他类型的 C3 肾小球疾病 （图 6.16—图 6.18、图 6.87—图 6.89）以及糖尿病肾病 （图 6.34—图 6.44）。这些疾病在短期内导致移植肾功能丢失罕见。但一些常复发的非典型溶血性尿毒症容易导致移植肾功能丢失（图 7.54）。其他经常复发的疾病包括 IgA 肾病及其相关疾病，过敏性紫癜性肾炎（图 7.25—图 7.27、图 8.1、图 8.2、图 9.1、图 9.3—图 9.8），有典型局灶节段性肾小球硬化的肾病综合征（图 6.25—图 6.28），膜性肾病，尤其是肾移植受者 PLA2R 抗体阳性的膜性肾病（图 6.8—图 6.14），血管炎性肾小球肾炎 （图 7.12—图 7.24），淀粉样变性（图 6.64—图 6.76），结节状轻链肾小球病 （图 6.45—图 6.48），纤维性肾小球病和免疫性肾小球病 （图 6.77—图 6.79），以及 C3 肾小球病和一些伴有 IgG，IgM、补体在内皮下沉积的其他类型的膜性增生性肾小球肾炎 （图 6.82—图 6.84）。电子显微镜可以鉴别这些病变并显示膜增生性肾小球肾炎内皮下的不同沉积物。

狼疮性肾炎不常复发，也较少引起移植肾的损伤。肺出血 - 肾炎综合征（Goodpasture 综合征）仅在移植受者的肾小球基底膜抗体阳性时复发（图 7.29、图 7.30）。

与肾小球疾病类似，代谢性疾病也可复发。当受者曾经通过肝移植治疗代谢疾病时，遗传性草酸盐沉积症在移植肾中可复发 （图 7.47、图 7.48）。胱氨酸病不再复发，但胱氨酸结晶可由巨噬细胞携带至移植肾 （图 8.20）。Fabry 病很可能不会复发。囊肿性疾病不会复发。

（7）新发肾小球疾病，也称为新生肾小球疾病。这种情况通常在移植后很长时间才出现，并且很少因此导致移植肾功能的丢失。

诊断新发肾小球疾病需要了解受体原有的肾脏疾病，并且该肾小球疾病既不是原有疾病复发，也不是慢性移植肾小球疾病。最常见的移植后新发肾小球疾病是膜性肾病（图6.8—图6.14）。Alport型遗传性肾病在移植肾中并不复发，但受者对他们所缺乏的部分Ⅳ胶原分子产生了抗体，而这一抗体正是肺出血-肾炎综合征中所检测到的抗原（图9.13）。有时，在患有Alport型遗传性肾病受者的移植肾中可以发现肾小球基底膜IgG的线性沉积，但它们几乎不会发展成为肺出血-肾炎综合征。

同理，患有芬兰型先天性肾病综合征的儿童，他们的肾小球不表达肾病蛋白（nephrin），但在移植肾中则可能产生肾病蛋白抗体。而这些抗体可导致肾病综合征。

还有一种可能在肾移植很长时间后出现的肾小球疾病，这类疾病通常和高灌注效应，或肾小球数量减少，肾小球入门处的增粗及节段性硬化，硬化导致的肾小球功能逐渐丧失及蛋白尿有关（图8.3）。有些节段性硬化认为可能与钙调神经磷酸酶抑制剂有关。

11.17　是否有肿瘤或其他疾病的证据？

淋巴瘤在移植肾中很少见。以前通常被称为移植后淋巴增殖性疾病，但现在和其他淋巴瘤分类相似。它们通常是EB病毒感染的并发症，这种病毒在B淋巴细胞中持续存在，其复制被T淋巴细胞控制。

免疫抑制可能使EB病毒失控，并导致B细胞增殖。这些淋巴瘤通常有巨大的、形态相同的淋巴细胞浸润（图11.35）。免疫组织学研究显示这些表达CD20的B淋巴细胞同样也表达EB病毒感染的标志物（图11.36）。

移植肾也可能发生其他肿瘤，如卡波西肉瘤或肾细胞癌，并且也可表现为

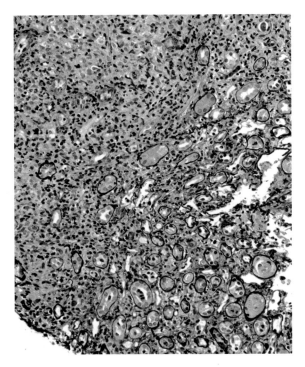

图 11.35　肾脏穿刺活检获得的肾髓质，标本来自一名肾移植后 12 周的 21 岁男性。免疫过氧化物酶染色显示有一半视野被巨大的 B 淋巴细胞浸润。这些是淋巴瘤的特征。对 EB 病毒的研究显示在图 11.36 中。

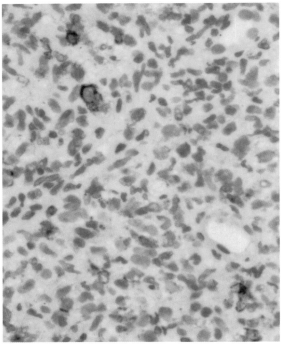

图 11.36　通过免疫过氧化物酶法检测图 11.35 所示的淋巴细胞所表达的 EB 病毒的晚期膜蛋白。许多细胞表达该病毒抗原。

其他的肾脏疾病，如肾囊肿或淀粉样变性（图 6.63）。通常情况下，移植肾周围包裹一层厚厚的纤维囊，这使得活检变得困难。这种纤维囊可能含有一些晶体或者外科手术后的缝合线，并且被巨噬细胞环绕。这可能证明肾移植受者之前已患有疾病，比如由血液透析相关 β_2- 微球蛋白所致的淀粉样变性。

11.18　小结

大多数移植肾活检是由于排泄功能受损，又称为移植肾功能障碍。

对于病理医师来说，两个常见的问题是判定是否有明显的急性排斥反应，其可能对治疗有应答，或是有慢性的损伤，对治疗无应答。

有五种诊断与急性排斥反应相关。包括抗体介导的排斥反应，显著的急性细胞性排斥反应，急性血管性排斥反应，重型急性血管性排斥反应以及不存在具有临床意义的排斥反应。

移植肾的晚期损伤，尤其是肾小管萎缩，可能是由慢性排斥反应引起的，但仍然有其他可能的解释。

其他可能发生在移植肾中的疾病包括各种原因导致的肾小球疾病，血管和输尿管相关疾病，以及感染和肿瘤等。

参考阅读

D' AGATI V D，JENNETTE J C，SILVA F G. Non-neoplastic kidney diseases. Atlas of nontumor pathology，first series，fascicle 4［M］. Washington，D. C.：American Registry of Pathology and Armed Forces Institute of Pathology，2005.

JENNETTE J C，OLSON J L，SILVA F G，et al. Heptinstall's pathology of the kidney［M］. 7th ed. Philadelphia：Wolters Kluwer，2015.

ROUFOSSE C, SIMMONDS N, van GRONINGEN M C, et al. A 2018 reference guide to the Banff classifi cation of renal allograft pathology [J] . Transplantation. 2018（102）：1795-1814.

肾活检的其他适应证 **12**

12.1　导论

除了肾病综合征、急性肾损伤（急性肾衰竭）、慢性肾衰竭、血尿和蛋白尿，以及与移植肾相关以外，其他情况很少需要做肾活检。

12.2　系统性疾病的肾脏受累情况

即使没有肾脏异常的临床或化验指标，也要对少部分血管炎或系统性红斑狼疮患者进行肾活检，以检查疾病是否累及肾脏。因为即使是轻微的异常，例如镜下血尿，也可能在肾脏中发现严重病变。在血管炎中，仅需观察到一个具有血管病变的肾小球即可作出诊断（图 7.12）。

12.3 代谢性疾病、家族性疾病以及肾小管功能障碍的肾脏受累情况

尤其是在儿童中，进行肾脏活检可以确诊疑似或已知的代谢性疾病或家族性疾病。此类疾病包括囊性病变，指甲髌骨综合征，低钾血症以及钙或镁或其他矿物质异常。肾活检可用于评估肾小管功能障碍，例如肾小管性蛋白尿和范可尼综合征（图 8.21），或肾小管性酸中毒（图 7.39、图 8.19）。

大多数情况下，肾活检标本显示出不同程度的结构异常，但通常需在专科中心进行检查。

12.4 评估治疗药物对肾脏的影响

进行肾脏活检可以明确某种治疗药物是否损害了肾脏，尽管可能还未出现肾脏相关的临床症状。最常见的就是使用钙调神经磷酸酶抑制剂，即环孢素和他克莫司治疗肾病综合征，这些药物引起的慢性缺血导致肾脏萎缩，也许还有一些其他特征（图 2.1、图 7.4、图 7.9、图 11.30—图 11.32）。如果有以前的肾活检标本，病理医师可以前后对比以判断钙调神经磷酸酶抑制剂是否对肾脏产生了显著的影响，特别是在微小病变型肾病中，否则仅考虑是与年龄相关的慢性损伤。在临床检验出肾功能受损之前，病理医师通过肾活检标本可能会看到大量的慢性损害证据。

部分患者早期的肾活检标本为微小病变，后来进展为节段性硬化性肾小球疾病，这可能与钙调神经磷酸酶抑制剂导致的局部缺血有关。

12.5　检查肾脏肿物

　　肾活检可用于检查肾脏肿物，这通常由泌尿科医生完成，但会请肾脏科医生会诊。如果是肾脏的原发肿瘤，经过影像学检查后，常需进行部分或全部肾切除术。一般情况下应避免进行肾穿刺活检，因为肾活检基本不会改变治疗方式，还存在肿瘤沿活检路径播散的风险。

　　如果肿瘤是多发的，可以考虑进行肾活检，以了解肾脏肿物是原发灶，还是转移瘤。有时可能也需要对孤立的肾脏肿物进行活检，以辅助确定手术方式。例如，经肾活检证实的移行细胞癌，外科医生可能会切除肾脏和所有输尿管，而不仅仅是肾脏。

　　肾脏肿物活检标本中最常见的是肾细胞癌。其中以透明细胞癌最常见，也有可能是嗜酸性细胞，纺锤形细胞，嫌色细胞，或混合细胞（图 12.1、图 12.2）。免疫组化染色，嫌色细胞性肾细胞癌通常表达 E 钙黏蛋白（E cadherin）而不表达波形蛋白（vimentin），肾透明细胞癌则相反。

　　肾透明细胞癌需与正常的肾上腺皮质组织和肾上腺皮质肿瘤鉴别（图 12.3）。肾上腺可以通过髓质的存在和皮层细胞质中的细空泡来识别。肾上腺和肾上腺皮质肿瘤不表达广谱细胞角蛋白，上皮膜抗原（MUC1），CD10，但是肾细胞癌表达这些标志物。

　　其他的肾脏肿瘤包括移行细胞癌（图 12.4）和很难在活检标本中见到的嗜碱性肾小管细胞肿瘤（图 12.5），以及嗜酸细胞瘤（图 12.6）。嗜酸细胞瘤不表达 CD10 或波形蛋白，嗜酸细胞瘤和一些嗜碱性肿瘤都是良性的，病理医师需谨记活检标本可能不能代表整个肿物，以及标本可能来自肾细胞癌。

　　尽管肾脏并不是恶性肿瘤转移的常见器官，但肾活检可能还是会发现其他肿瘤，例如淋巴瘤（图 4.2、图 7.11、图 11.35、图 11.36），转移瘤（图 12.7）。在某些确诊的癌症患者中，当因出现任何常规肾活检指征而进行肾活检时，其标本中可能有肿瘤扩散至肾脏的证据。

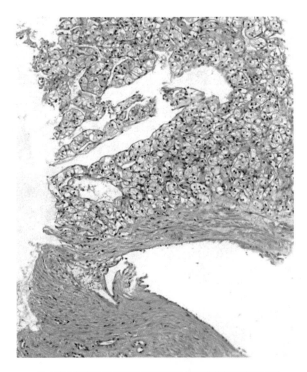

图 12.1　70 岁男性患者，在肝细胞癌治疗后的随访期间，偶然发现的肾脏肿物穿刺活检标本。为典型的肾透明细胞癌，与肝脏肿瘤无相似之处。

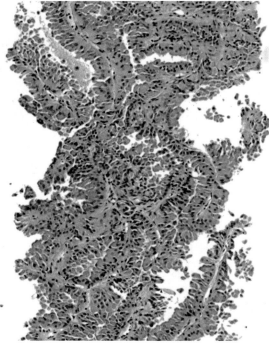

图 12.2　67 岁男性患者肾脏病变处的穿刺活检标本，X 射线检查时发现的肾脏复杂囊肿。为乳头状嗜酸性肿瘤，符合肾细胞癌。

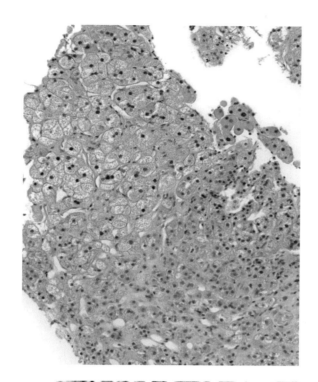

图 12.3 49 岁男性患者，肾脏穿刺活检标本中的肾上腺皮质。

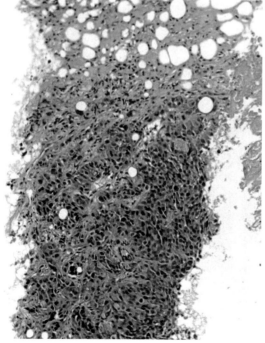

图 12.4 68 岁男性患者，在膀胱移行细胞癌的随访过程中，肾脏肿物的穿刺活检标本。为移行细胞癌。

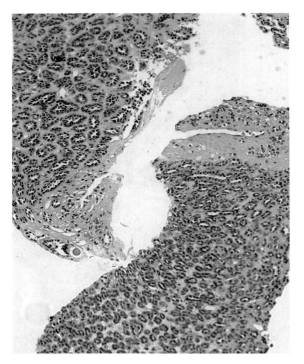

图 12.5　69 岁女性患者，CT 检查偶然发现的肾脏肿物穿刺活检标本。为后肾型嗜碱性肾小管细胞瘤。穿刺活检标本可能难以区分嗜碱性肾细胞癌，后肾肿瘤和肾母细胞瘤。

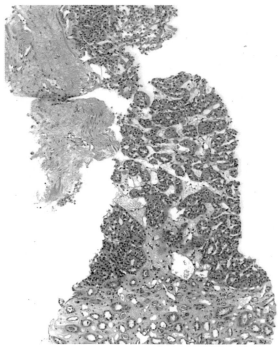

图 12.6　60 岁女性患者，在纤维瘤治疗后的随访期间，偶然发现的肾脏肿块穿刺活检标本。由团状均匀的嗜酸性细胞组成，符合嗜酸细胞瘤。

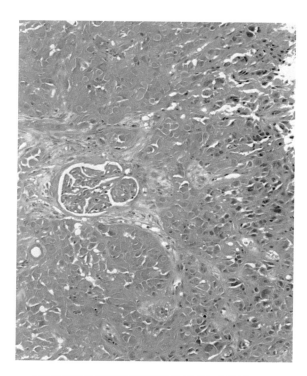

图 12.7　51 岁男性患者，在检查肺部肿瘤期间的肾脏肿物穿刺活检标本。为鳞状细胞癌，部分坏死，符合支气管鳞状细胞癌转移。

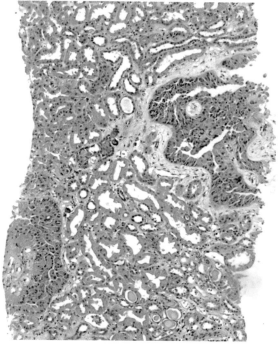

图 12.8　83 岁男性患者的肾脏穿刺活检标本，患有慢性肾功能衰竭、血尿、蛋白尿，但超声检查肾脏形态正常。偶然发现有几个肿瘤组织区域，可能是某种病变的一部分，符合嗜酸性肾细胞瘤。更详细的影像学检查没有发现肿块，也未治疗患者的肾细胞肿瘤。患者在肾活检 3 年后死亡，没有肾脏肿瘤进展的迹象。

12.6 肾脏活检标本中偶然发现肿瘤

不管出于任何原因而获取的肾活检标本中约 1/500 可能发现肿瘤，而患者既往并无肿瘤病史（图 4.9 和图 12.8）。病灶直径可能不超过几毫米，因为如果病灶较大，在活检前可能已通过静脉泌尿系统造影或超声等检查发现。如果不是转移瘤（图 4.9），肿瘤可能是乳头状瘤，囊性或实体瘤，细胞可能为透明细胞，嗜酸性或嗜碱性细胞。尽管透明细胞是确定肾细胞癌的依据（图 12.1），但偶然发现的病变大多数并非透明细胞癌，通常是乳头状腺瘤，随着年龄的增加发病率有所增加，并且可能是累及双侧肾脏的多个病灶（图 12.8）。

偶然发现肾脏的原发肿瘤后，肾脏科医生或泌尿科医师应对肾脏进行详细的影像学检查，如果估计肿瘤肉眼可见的话，酌情考虑行部分肾切除术。但如果直径小于 5 mm，那几乎看不见，如果手术，外科医生术中将无法知道肾脏切除的范围。可以考虑通过定期影像学检查进行观察，但是否有必要尚无定论。病理医师应该参与制订患者的治疗方案，以避免对微小病灶进行不必要的手术，并确保对可能致命的肿瘤进行适当的治疗。

12.7 小结

除了肾病综合征，急性肾损伤（急性肾衰竭）、慢性肾衰竭、血尿和蛋白尿以及同种异体肾移植以外，几乎不进行肾脏活检。

全身性疾病，如血管炎，即使无肾脏相关临床症状，也可进行肾活检。

某些代谢性疾病、家族性疾病、肾小管疾病可能也需行肾活检。

肾活检可用于检查肾脏肿物。最常见的是肾细胞癌。在任何肾活检标本中都可能偶然发现肿瘤。

参考阅读

JENNETTE J C, OLSON J L, SILVA F G, et al. Heptinstall's Pathology of the Kidney [M]. 7th ed. Philadelphia: Wolters Kluwer, 2015.

MOCH H, HUMPHREY P A, UIBRIGHT T M, et al. WHO classification of tumours of the urinary system and male genital organs [M]. 4th ed. Geneva: WHO Press, 2016.

PANKHURST T, HOWIE A J, ADU D, et al. Incidental neoplasms in renal biopsies [J]. Nephrology Dialysis Transplantation. 2006 (21): 64-69.